So wird Ihr Kind sauber

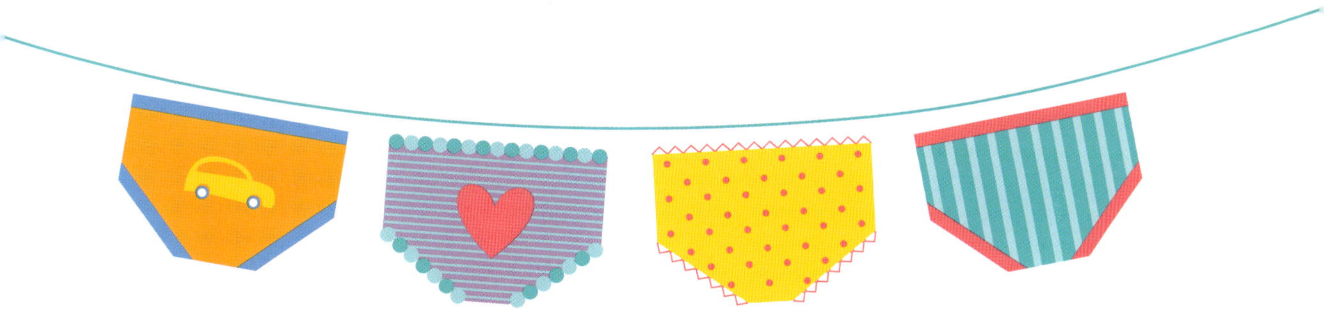

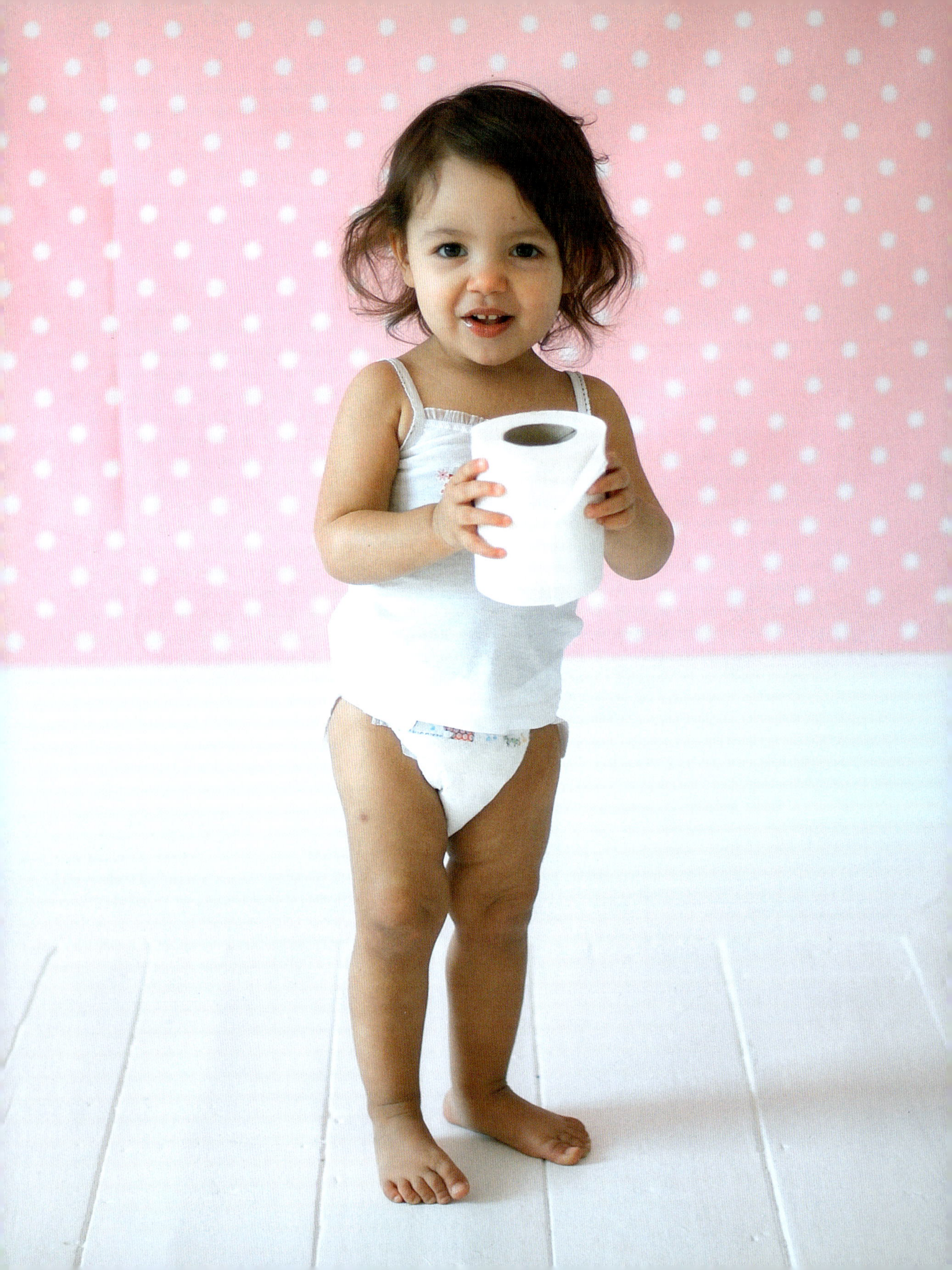

So wird Ihr Kind sauber

Windelfrei ohne Stress

Claire Cross

DK

London, New York, Melbourne, München und Delhi

Projektbetreuung Claire Cross
Cheflektorat Alison Donovan
Projektleitung Anna Davidson
Redaktionsleitung Peggy Vance
Texte Claire Cross, Tracey Godridge
Textzusammenstellung Claire Cross
Bildredaktion Vanessa Hamilton
Creative Director Jane Bull
Herstellung Andy Hilliard, Jen Scothern
Illustrationen Vanessa Hamilton

Für die deutsche Ausgabe:
Programmleitung Monika Schlitzer
Redaktionsleitung Gabriele Kalmbach
Projektbetreuung Manuela Stern
Herstellungsleitung Dorothee Whittaker
Herstellungskoordination Madlen Richter
Herstellung und Covergestaltung Sophie Schiela

Bibliografische Information der Deutschen Bibliothek
Die Deutsche Bibliothek verzeichnet diese Publikation in der Deutschen Nationalbibliografie; detaillierte bibliografische Daten sind im Internet über http://dnb.ddb.de abrufbar.

Titel der englischen Originalausgabe:
Potty Training

Erstveröffentlichung von Artikeln aus diesem Buch in:
Johnson's ® Potty Training (2004)

Übersetzung Ursula Bischoff, Karin Hofmann
Lektorat Sigrun Borstelmann

ISBN 978-3-8310-2652-4

Printed and bound in China

Besuchen Sie uns im Internet
www.dorlingkindersley.de
www.eltern.de

Hinweis
Die Informationen und Ratschläge in diesem Buch sind von den Autoren und vom Verlag sorgfältig erwogen und geprüft, dennoch kann eine Garantie nicht übernommen werden. Eine Haftung der Autoren bzw. des Verlags und seiner Beauftragten für Personen-, Sach- und Vermögensschäden ist ausgeschlossen.

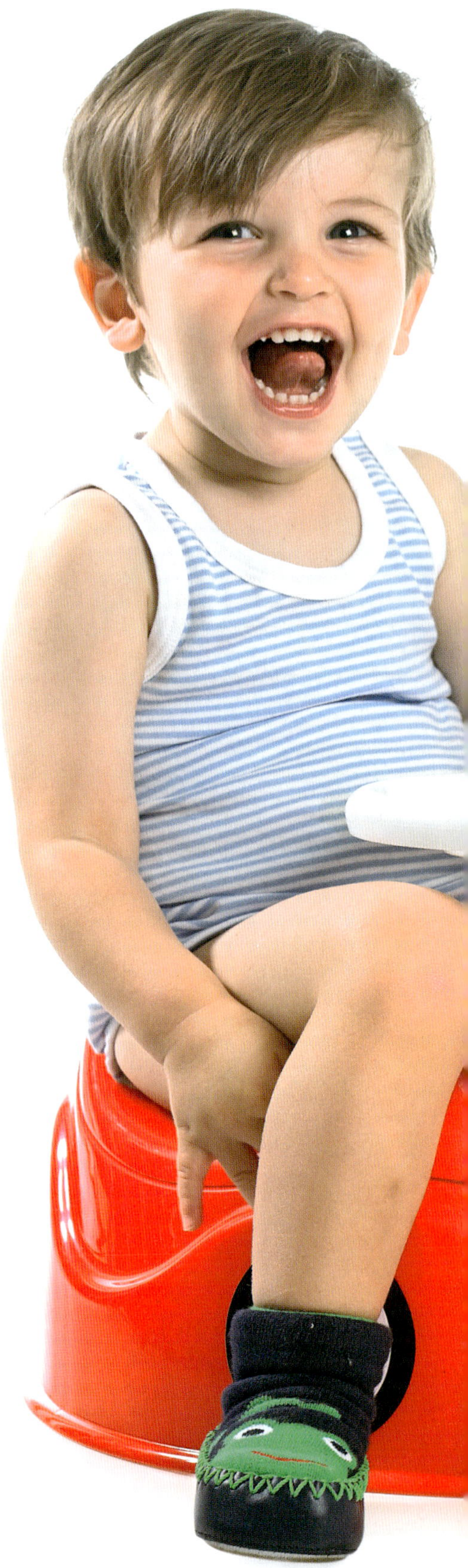

Inhalt

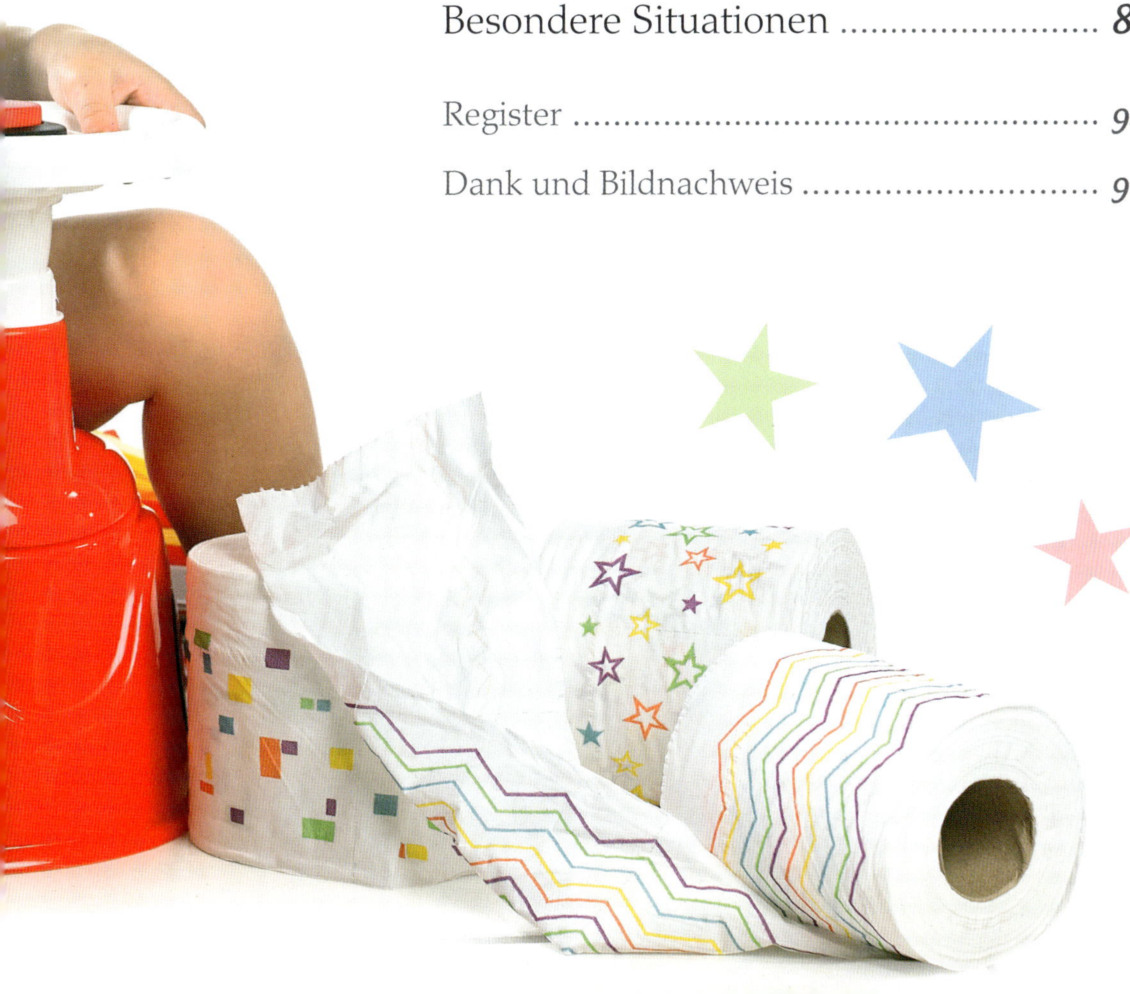

Einführung

Nach rund zweitausend gewechselten Windeln erscheint die Aussicht, sich nie mehr mit deren Beschaffung und dem Entsorgen abgeben zu müssen, extrem verlockend. Andererseits wagen Sie mit Beginn des Töpfchentrainings einen Schritt ins Ungewisse. Was gilt es zu beachten und wie soll man vorgehen? Hier finden Sie eine kleine Anleitung.

Die Entwicklung Ihres Kindes in den ersten Lebensjahren ist bemerkenswert und rasant. Jeder erreichte Meilenstein, vom Rollen, Sitzen und Krabbeln bis hin zum Laufen und Sprechen, bedeutet für Ihr Kind eine aufregende neue Phase und einen weiteren Schritt zur Selbstständigkeit. In den ersten Lebensjahren geht die Entwicklung von Fertigkeiten oft Hand in Hand, das heißt, Fortschritte auf dem einen Gebiet führen automatisch auch zur Weiterentwicklung in einem anderen Bereich. Das Sauberwerden ist ein perfektes Beispiel dafür, wie das Zusammenspiel mehrerer Fertigkeiten Ihr Kind dazu befähigt, Kontrolle über Blase und Darm zu gewinnen.

Obwohl alle Eltern das Leben nach der Windel herbeisehnen, zählt das Töpfchentraining zu den unbeliebtesten Aspekten der Kindererziehung. Die unvermeidlichen Pannen, die ständige Wachsamkeit und ein Prozess, der sich (oft) sehr lange hinzieht, machen mehr als verständlich, warum viele Eltern das Thema scheuen. Aber wie so oft in der Kindererziehung können ein paar Vorüberlegungen und Vorbereitungen den Vorgang erheblich erleichtern.

Ziel dieses Ratgebers ist es, Eltern durch jede Phase des Töpfchentrainings zu führen. Er möchte zeigen, wie Kinder lernen, sauber zu werden, und

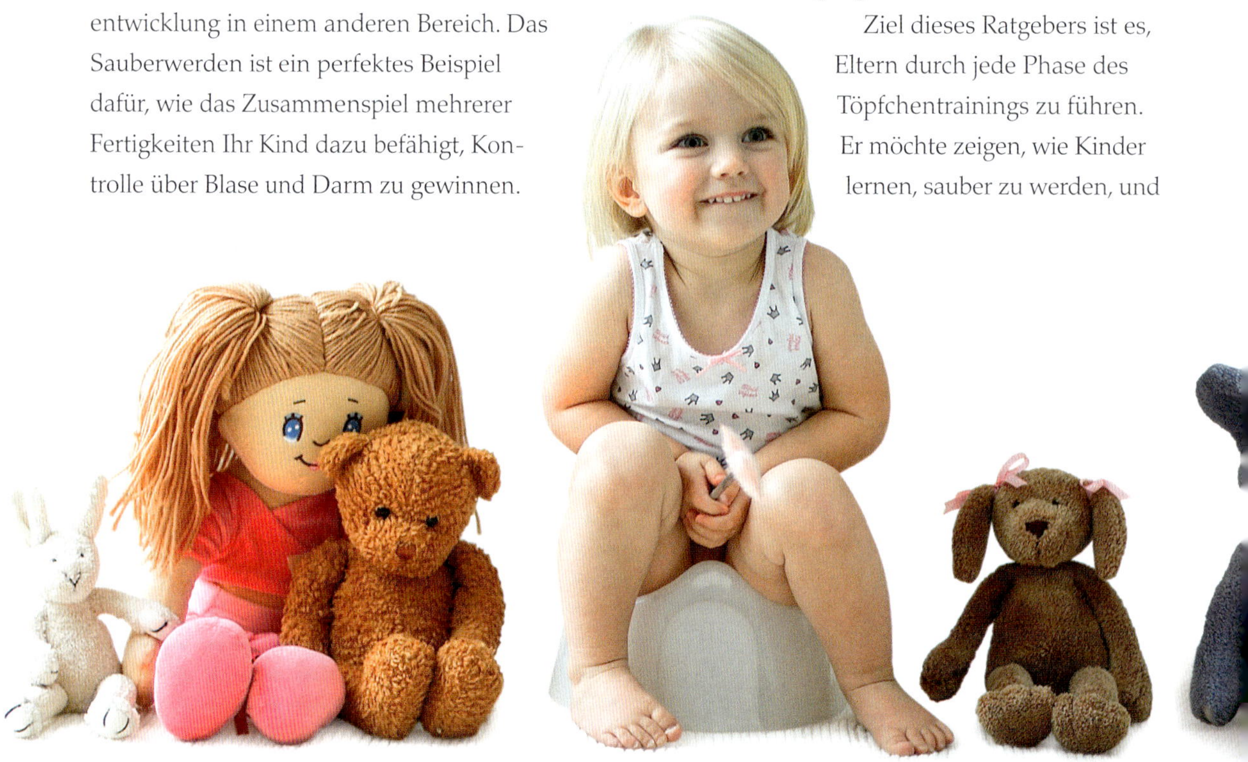

wie man sie dazu motivieren kann, trotz Rückschlägen weiterzumachen. Egal, ob Sie sich dafür entscheiden, früh mit dem Training anzufangen und Ihr Kind dabei zu führen, oder länger warten und Ihrem Kind die Führung überlassen: Anleitungen, Tipps und Strategien helfen Ihnen dabei, die Aufgabe so schnell und effizient wie möglich zu bewältigen.

Im ersten Kapitel werden verschiedene Vorgehensweisen für das Töpfchentraining vorgestellt. Sie erfahren, auf welche Anzeichen der Bereitschaft Sie bei Ihrem Kind achten sollten und wann der beste Moment für den Beginn des Trainings gekommen ist.

Im zweiten Kapitel dreht sich alles um weitere Fertigkeiten, die Ihr Kind bewältigen muss, um sauber zu werden, wie Hände waschen oder sich an- und ausziehen. Wichtig ist auch, dass sich die Familie auf eine einheitliche Sprache bezüglich des Toilettenthemas festlegt, sodass Ihr Kind seine Bedürfnisse äußern kann und auch verstanden wird.

Aufs Töpfchen gehen zu können ist ein wichtiger Meilenstein der frühen Kindheit.

Das dritte Kapitel konzentriert sich auf den Beginn des Trainings und mit welchen Strategien die ersten Tage ohne Windel am besten zu bewältigen sind.

Die letzten Kapitel befassen sich mit speziellen Szenarien und Problemen, etwa den Toilettenregelungen im Kindergarten. Das sechste Kapitel behandelt die letzte Phase des Trainings, das Trockenbleiben über Nacht.

Die vielen praktischen Informationen und Ratschläge machen dieses Buch zu einem verlässlichen Ratgeber für alle Eltern, die die Aufgabe des Töpfchentrainings noch vor sich haben.

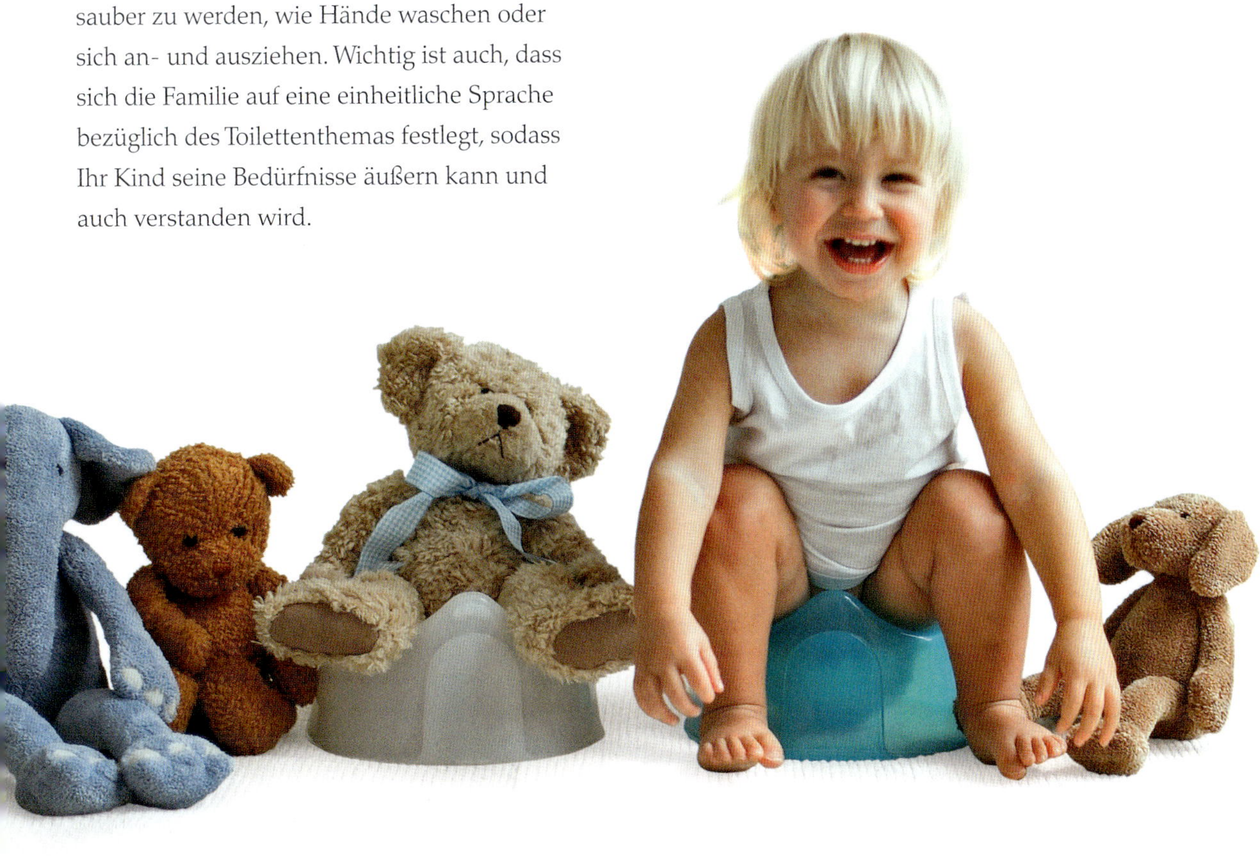

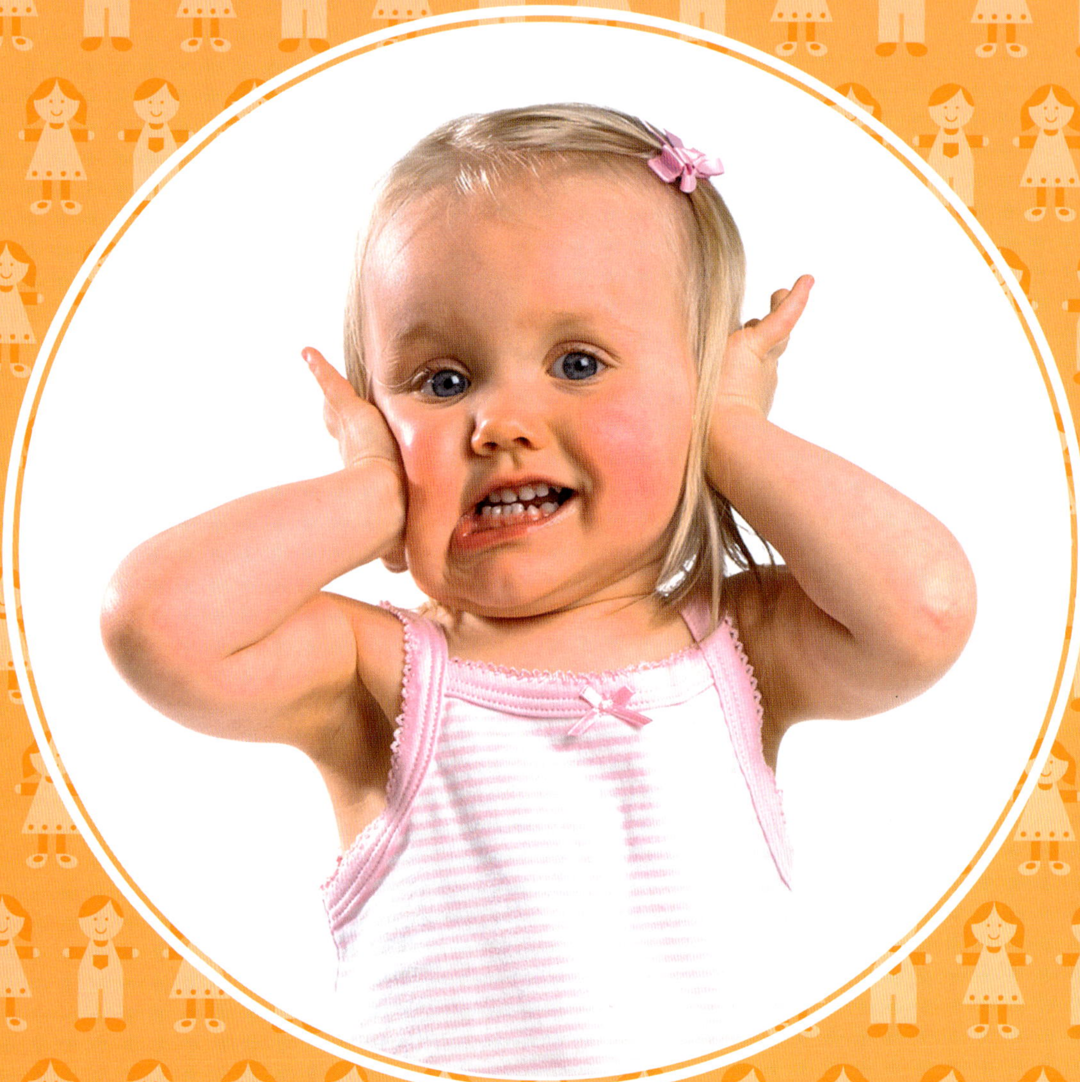

1

Wann ist der richtige Zeitpunkt?

Das Sauberwerden ist ein sehr wichtiger Meilenstein für Ihr Kind – bald wird es keine Windeln mehr brauchen –, aber auch eine Herausforderung für Sie als Eltern, denn vor Ihnen liegt eine Zeit der Pfützen und der rasanten Toilettenspurts. Dabei ist es nicht einfach, den richtigen Zeitpunkt für das Töpfchentraining zu finden. Ist es zu früh, wird sich das Kind dann verweigern oder die Umstellung ewig dauern? Wartet man zu lange, wird das Kind seine vertrauten Windeln dann noch aufgeben wollen? Wenn Sie jedoch die körperliche Entwicklung Ihres Kindes verstehen und die Anzeichen dafür kennen, dass es auch seelisch dazu bereit ist, wird es Ihnen nicht schwerfallen, den richtigen Zeitpunkt für diesen bedeutenden Schritt zu finden. Sie können dann sicher sein, dass das Töpfchentraining schnell und problemlos über die Bühne gehen wird.

So entwickelt sich Ihr Kind

Das Sauberwerden ist ein wichtiger Meilenstein der Kindheit und ein klares Zeichen, dass Ihr Küken langsam groß wird. Bevor Sie mit dem Töpfchentraining beginnen, sollten bei Ihrem Kind mehrere Voraussetzungen erfüllt sein. Es sollte körperlich und geistig so weit entwickelt sein, dass sein Gehirn fähig ist, die Signale von Blase und Darm zu verstehen und darauf zu reagieren. Meist ist das zwischen dem 18. und 36. Monat der Fall.

Selbstkontrolle

Nach Monaten – oder Jahren – des Windelwechselns können Sie es vermutlich kaum erwarten, dass Ihr Kind endlich sauber wird. Auf Windeln verzichten zu können spart eine Menge Zeit und Geld. Trotzdem sollten Sie das Töpfchen erst ins Spiel bringen, wenn Ihr Kind wirklich bereit dazu ist, um den Übergang so kurz und schmerzlos zu gestalten wie möglich.

Babys haben nicht von Geburt an bewusste Kontrolle über Blase und Darm. Beide werden durch einen Reflex entleert, sobald sie voll sind. Die Nervenbahnen, die das Gehirn mit Blase und Darm verbinden, sind meist erst ab dem 18. Monat vollständig entwickelt. Erst dann wird ein Kleinkind sich seiner Körperfunktionen bewusst. Bis es diese jedoch mit der Notwendigkeit verbindet, zum Töpfchen zu gehen, dauert es noch ein wenig länger. Es braucht etwas Zeit, bis es den Drang, sich entleeren zu müssen, kennt. Erst dann entwickelt es auch die Fähigkeit, sich zurückzuhalten, bis es das Töpfchen oder die Toilette erreicht. Die nötige Selbstkontrolle erlangen Kleinkinder durchschnittlich mit etwa zweieinhalb Jahren, manche etwas früher, andere etwas später. Ein deutliches Zeichen dafür, dass Ihr Kind die Kontrolle über seine Blase gewinnt, zeigt sich darin, dass die Windel tagsüber für einen längeren Zeitraum trocken bleibt. Muss sie noch häufig gewechselt werden, gestaltet sich das Töpfchentraining schwierig und anstrengend für alle Beteiligten. Gelingt es Ihrem Kind jedoch bereits, einige Stunden am Stück trocken zu bleiben, zeigt das, dass

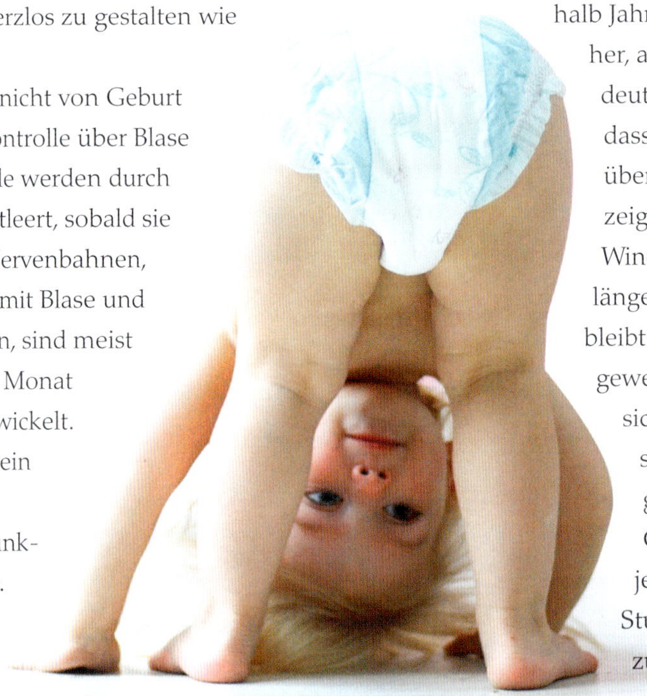

es ausreichend Kontrolle über seine Blase hat, um lange genug »auszuhalten«, bis es auf dem Töpfchen sitzt.

Jedes Kind entwickelt sich nach seinem eigenen Zeitplan und wird sich erst mit dem Töpfchen anfreunden, wenn es so weit ist.

Feinmotorik

Neben der Kontrolle über Blase und Darm muss Ihr Kind noch andere Anzeichen dafür zeigen, dass es körperlich bereit ist, bevor es zum ersten Mal das Töpfchen benutzt.

Sich richtig darauf zu setzen und seine Kleidung an- und auszuziehen sind Fähigkeiten, die ein bestimmtes feimmotorisches Können verlangen.

Ist Ihr Kind noch sehr jung oder hat es etwas später als gewöhnlich mit Krabbeln und Laufen begonnen, bereiten ihm diese Abläufe vielleicht noch Schwierigkeiten.

Überfordern Sie Ihr Kind, führt das möglicherweise zu Ärger und Frustration, bis es mit dem Töpfchen überhaupt nichts mehr zu tun haben will. Wenn Sie jedoch denken, Ihr Kind sei mental für den Umstieg bereit (S. 12), und es bleibt tagsüber meist für einige Stunden trocken, dann lassen Sie Ihr Kleines einfach einen Versuch wagen und stehen Sie ihm zur Seite, falls es zu Beginn noch Ihre Hilfe bei den schwierigeren Momenten der Töpfchenbesteigung braucht.

Im eigenen Tempo

Jedes Kind entwickelt sich individuell und erlernt neue Fähigkeiten in seinem eigenen Tempo. Während einige Kinder es scheinbar kaum erwarten können, sich auf den Topf zu setzen, und ihnen kaum Pannen dabei unterlaufen, bereitet anderen das Sauberwerden größere Probleme. Machen Sie sich jedoch klar, dass die Geschwindigkeit, mit der sich ein Kind ans Töpfchen gewöhnt, keinerlei Rückschlüsse auf seine Intelligenz oder seine weitere Entwicklung zulässt. Freundet sich ein Kind also recht schnell mit dem Töpfchen an, bedeutet das nicht, dass es auch früher lernt zu sprechen oder zu schreiben.

Je älter ein Kind ist, desto schneller wird es wahrscheinlich die Fähigkeiten erwerben, die es für das Töpfchentraining braucht. Häufig zieht sich die Angelegenheit jedoch über mehrere Monate hin. Lassen Sie sich keinesfalls durch Ausrutscher, Fehlstarts und Rückschläge entmutigen.

Es gibt Hinweise auf eine genetische Komponente beim Prozess der Töpfchengewöhnung. Fragen Sie doch Ihre Eltern, wann Sie selbst keine Windeln mehr gebraucht haben, dann bekommen Sie vielleicht einen Hinweis darauf, wann es bei Ihrem Kind ungefähr so weit sein könnte.

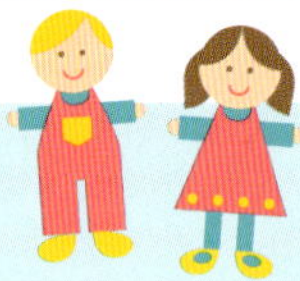

Zeichen, dass Ihr Kind bereit ist

Ihr Kind wird Ihnen wahrscheinlich nicht von sich aus mitteilen, dass es von nun an aufs Töpfchen gehen möchte. Es gibt jedoch einige Anzeichen, die darauf hinweisen können, dass es dazu bereit ist. Viele Eltern starten mit dem Töpfchentraining etwa ab dem zweiten Geburtstag ihres Kindes. Manche Kinder sind schon mit 18 Monaten bereit, andere brauchen einige Monate länger. Drängen Sie Ihr Kind nicht, wenn es den notwendigen Entwicklungsstand noch nicht erreicht hat. Hier sind einige Anzeichen dafür, dass Ihr Kind so weit ist:

- Sein Stuhlgang ist regelmäßig.
- Es uriniert nur noch alle zwei Stunden und bleibt während eines Nickerchens meistens trocken.
- Es besitzt die motorischen Voraussetzungen, um seine Hose hoch und runter zu ziehen und in die Hocke zu gehen.
- Es merkt, wenn es sich entleert.
- Es zeigt Interesse daran, was Sie auf der Toilette machen.
- Es führt einfache Anweisungen aus.
- Es ahmt Sie nach und möchte Ihnen gefallen.

Mentale Bereitschaft

Neben den körperlichen Voraussetzungen muss Ihr Kind auch geistig für das Sauberkeitstraining bereit sein und verstehen, wozu das Töpfchen da ist. Nur so entwickelt es die nötige Motivation.

Achten Sie darauf, ob Ihr Kleines selbst merkt, dass es sich erleichtert. Vielleicht unterbricht es das, was es gerade tut, blickt starr vor sich hin oder schaut Sie an und möchte Ihnen mitteilen, was gerade passiert ist. Möglicherweise versucht es sich auszuziehen, macht dann jedoch auf den Boden. Solche Dinge deuten darauf hin, dass Ihr Kind einen Bezug zu seinen Körperfunktionen entwickelt hat und geistig für das Töpfchentraining bereit ist.

Zunehmende Unabhängigkeit ist ebenfalls ein Zeichen für die fortschreitende Entwicklung Ihres Kindes. Mit der Zeit wird es neugieriger und entdeckt Schritt für Schritt, wie man zum Beispiel einen Reißverschluss öffnet und sich selbst an- und auszieht, bis es dann ganz mühelos und ohne Ihre Hilfe aufs Töpfchen geht. Zeigt Ihr Kleines weniger Tatendrang und lässt sich mit zweieinhalb Jahren noch immer lieber von Ihnen beim Anziehen helfen, versuchen Sie behutsam, es zu mehr Selbstständigkeit zu ermutigen, bevor Sie mit dem Töpfchentraining beginnen.

Sprachentwicklung

Im Alter von zwei Jahren kann Ihr Kind wahrscheinlich bereits einige Worte brabbeln und noch einige mehr verstehen. Es ist ein großer Vorteil beim Töpfchentraining, wenn das kindliche Vokabular Wörter für die Ausscheidungen enthält, damit es seine Bedürfnisse mitteilen kann. Die Bereitschaft, einfachen Anweisungen zu folgen, etwa wenn Sie zu ihm sagen: »Lass uns mal dein Töpfchen suchen«, ist ebenfalls sehr hilfreich.

Abwarten

Sie können es bestimmt kaum erwarten, sich vom Windelnwechseln zu verabschieden. Trotzdem sollten Sie nichts überstürzen. Ist Ihr Kind jünger als 18 Monate, besitzt es wahrscheinlich noch keine ausreichende Kontrolle über Blase und Darm. Nimmt es zudem noch keine Notiz von seinen eigenen Körperfunktionen und interessiert sich nicht dafür, was Sie auf der Toilette machen, ist es möglicherweise noch zu früh fürs Töpfchen.

Ihr Kind mag körperlich bereit sein, doch Sie sollten warten, bis es auch geistig so weit ist.

Viele Eltern unternehmen um den Beginn des zweiten Lebensjahres erste Versuche mit der Sauberkeit. Zu dieser Zeit werden Kinder zunehmend selbstständiger und wollen ihren eigenen Willen durchsetzen. Das ist eine völlig normale Phase, aber wenn Ihr Kind sich permanent verweigert, sollten Sie noch etwas abwarten, bis es wieder kooperativer ist.

Es ist nicht ungewöhnlich, wenn Kinder mit drei oder vier Jahren noch Windeln tragen. Viele wollen irgendwann von selbst sauber werden und das geht dann meist ganz leicht.

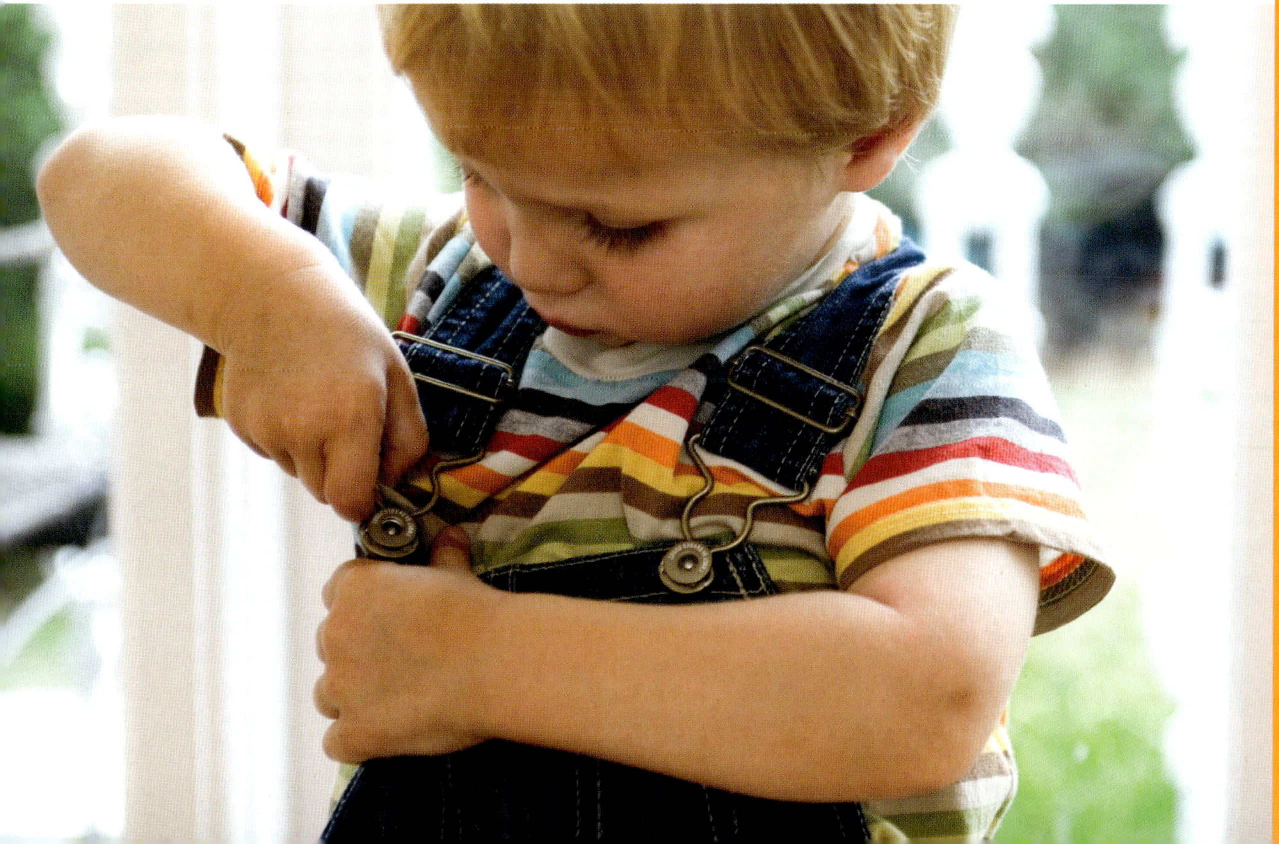

Verschiedene Ansätze

Wie man beim Töpfchentraining vorgeht und wann man damit beginnt, hängt stark davon ab, wo man lebt und welche gesellschaftlichen Normen dort herrschen. Beim Töpfchentraining gibt es kein Richtig oder Falsch. Alter und Entwicklung Ihres Kindes entscheiden, wie lange der Umstiegsprozess dauert und wie viel Hilfe von Ihnen dabei erforderlich ist.

Wussten Sie schon?

In China, Afrika und in Teilen Indiens beginnt man mit dem Töpfchentraining oft schon wenige Monate nach der Geburt. Die Eltern halten ihre Kinder einfach in regelmäßigen Abständen über eine Toilette, einen Topf oder ein Loch im Boden und ahmen das zischende Geräusch eines Urinstrahls nach.

Länder und Sitten

Im westlichen Kulturkreis wird im Allgemeinen mit dem Töpfchentraining gewartet, bis das Kind körperlich reif und selbstständig genug ist (S. 10–13). In anderen Kulturen wird jedoch oft schon viel früher damit begonnen, manchmal schon im Alter von einigen Monaten. Je früher man damit beginnt, desto stärker ist das Töpfchentraining von den Eltern abhängig. Sie müssen darauf achten, ob ihr Kind sich erleichtern will, und ihm regelmäßig auf die Toilette oder das Töpfchen helfen, nachdem es etwas gegessen oder getrunken hat. Mit der Zeit lernt das Kleine dadurch, welchen Zweck das Töpfchen erfüllt, auch wenn es seine Körperfunktionen noch nicht bewusst steuern kann.

Früher begann man auch im Westen schon zeitig mit dem Töpfchentraining. Anfang des zwanzigsten Jahrhunderts wurden Kinder gewöhnlich im Alter zwischen einem und eineinhalb Jahren vom Windelntragen entwöhnt. Um 1960 lag das Durchschnittsalter bei eineinhalb Jahren. Ein Grund für die Eile war sicherlich, dass die damals üblichen wiederverwendbaren Windeln aus Baumwolle schlecht zu säubern und auch weniger saugfähig waren als die Wegwerfwindeln von heute.

Lassen Sie sich mit dem Töpfchentraining auf jeden Fall Zeit, bis Ihr Kind mindestens eineinhalb Jahre alt ist. Neuere Studien deuten darauf hin, dass sich der Übergang zum Töpfchen kürzer und problem-

Egal, wie alt Ihr Kind ist: Zu Beginn der Umstellung braucht es Ihre Hilfe und Ermutigung.

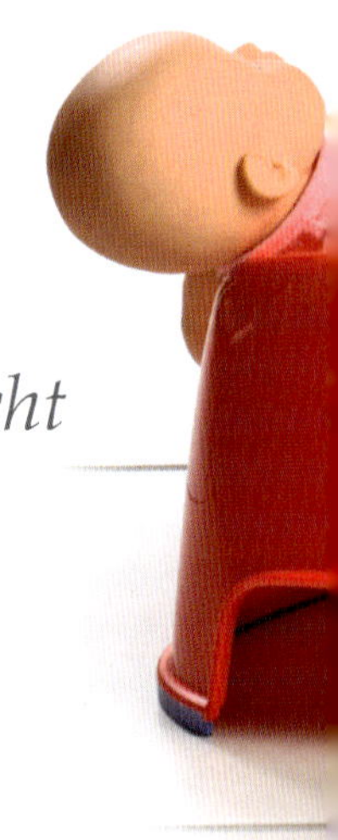

loser gestaltet, je älter ein Kind ist, da es erst ab einem gewissen Entwicklungsstand über alle notwendigen Fähigkeiten verfügt (S. 13). Kinder, die während ihres zweiten Lebensjahres ans Töpfchen gewöhnt werden, bleiben meist schon im Alter von drei Jahren tagsüber größtenteils trocken. Achten Sie also genau auf die Anzeichen, ob Ihr Kind schon bereit ist, aber überstürzen Sie das Sauberkeitstraining nicht, sonst zieht sich der Prozess möglicherweise unnötig in die Länge.

Bald wird das Töpfchen zur Selbstverständlichkeit.

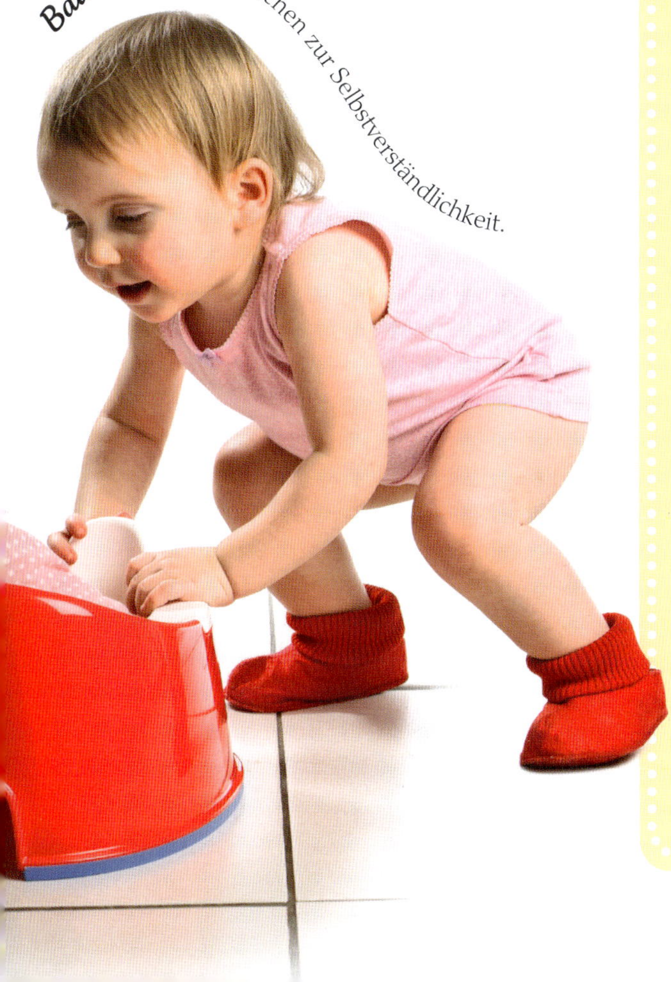

Zwillinge auf dem Töpfchen

Wenn Sie bisher immer zwei Windeln hintereinander wechseln mussten, möchten Sie Ihre Zwillinge wahrscheinlich lieber früher als später ans Töpfchen gewöhnen. Trotzdem sollten Sie warten, bis die beiden dazu bereit sind, denn bei zweimal so vielen kleinen Ausrutschern und nassen Hosen verdoppeln sich schnell auch Ärger und Frustration. Haben Sie deshalb Geduld, bis Sie bei beiden Kindern die Anzeichen einer ausreichenden Entwicklung (S. 12) erkennen.

Wie alle Kinder erreicht auch jeder Zwilling die Meilensteine der Entwicklung in seinem eigenen Tempo. Es mag zwar praktisch erscheinen, beide Kinder gleichzeitig ans Töpfchen zu gewöhnen, doch wenn eines schon wesentlich früher so weit ist als das andere, sollten Sie ruhig mit dem Training beginnen. Lassen Sie die Umstellung jedoch nicht in einen Wettbewerb ausarten. Ist das zweite Kind noch nicht bereit, fühlt es sich zurückgesetzt, wenn sein Zwilling für etwas gelobt wird, das es selbst noch nicht schafft. Haben dann beide angefangen, sich von ihren Windeln zu verabschieden, besorgen Sie am besten jedem ein eigenes Töpfchen, damit sich keines von ihnen hinten anstellen muss.

Der richtige Moment

Der optimale Zeitpunkt ist gekommen, wenn Ihr Kind den nötigen Entwicklungsstand erreicht hat. Aber Sie selbst sollten mental auch dazu bereit sein (S. 26), um die Sache ruhig und geduldig angehen zu können.

Nehmen Sie sich Zeit

Für einen guten Start sollten Sie in kleinen Schritten vorgehen. Das geht am besten, wenn Sie sich mit Ihrem Kind einige Tage Zeit nehmen, in denen Sie sich nicht noch zusätzlich um tausend andere Dinge kümmern müssen. Ein Wochenende ist dafür gut geeignet, und wenn Ihr Kind die Woche über viel Zeit in Betreuung verbringt, sollten Sie vielleicht auch den Freitag oder Montag freinehmen, sodass Sie sich drei Tage am Stück der neuen Aufgabe widmen können. Ist der Anfang gemacht, können andere Betreuungspersonen mit Ihrem Kind daran anknüpfen (S. 88–89). Planen Sie in diesen Tagen keine längeren Besuche bei Freunden oder Verwandten, damit Ihrem Kind außer Haus keine Ausrutscher passieren.

Bei jedem Wetter

Der Sommer ist für das Sauberkeitstraining ideal, da Ihr Kind dann auf das Töpfchen kann, ohne allzu viel Kleidung ausziehen zu müssen. Aber natürlich sollten Sie in jedem Fall dann anfangen, wenn Ihr Kind dazu bereit ist, selbst wenn es tiefster Winter ist.

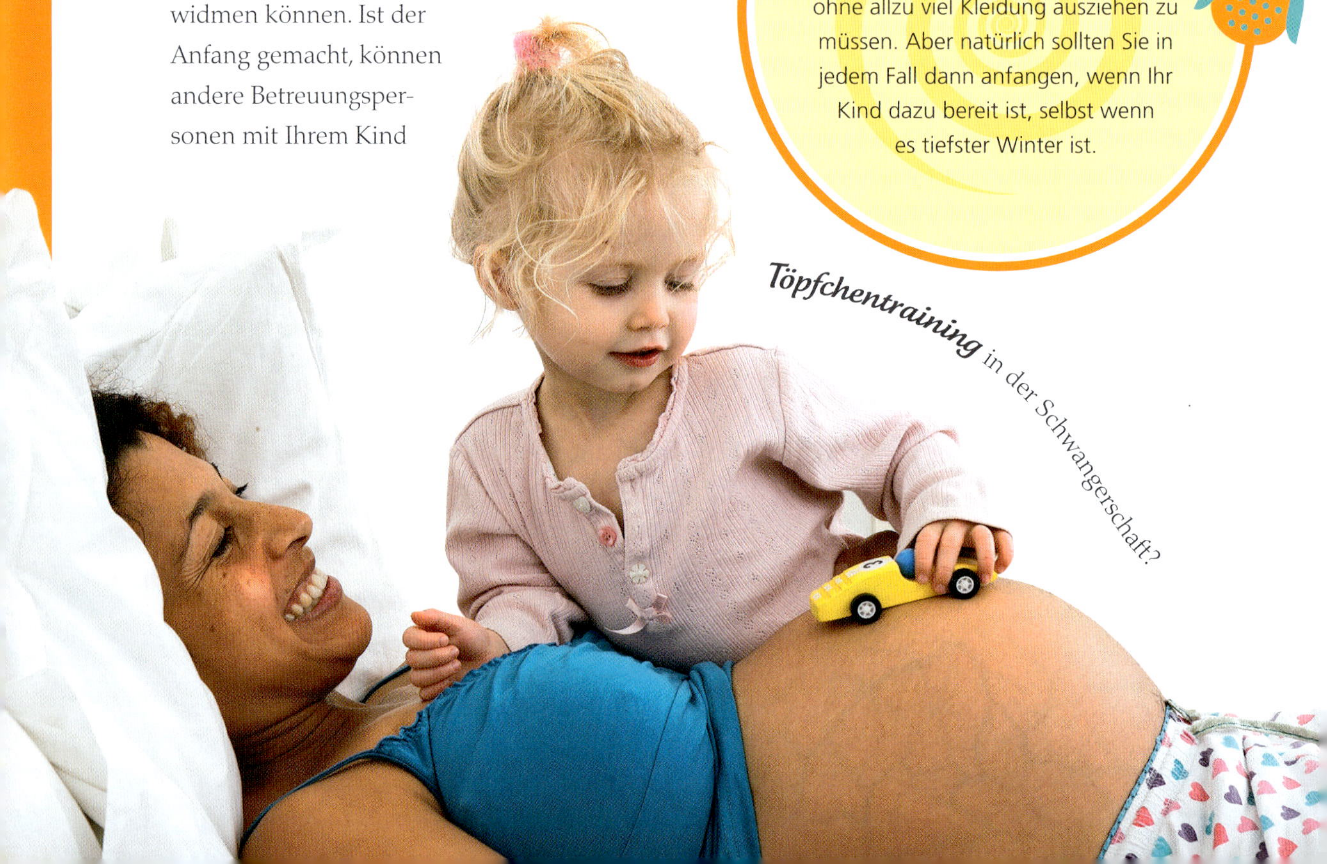

Töpfchentraining in der Schwangerschaft?

Das sollten Sie beachten

Macht ein Kind gerade Veränderungen durch, wie zum Beispiel den Beginn des Kindergartens, einen Umzug, die Trennung der Eltern oder sogar einen Trauerfall, braucht es möglicherweise erst Zeit, um sich an die Situation anzupassen. In solchen Fällen ist es manchmal besser, das Töpfchentraining auszusetzen oder zu verschieben, bis das Kind sich an die neuen Umstände gewöhnt hat.

Beginnen Sie nicht direkt nach der Geburt eines Geschwisterchens mit dem Töpfchentraining.

Erneute Schwangerschaft

Sind Sie wieder schwanger, freuen Sie sich wahrscheinlich nicht gerade darauf, bald doppelt so viele Windeln wechseln zu müssen. Ist Ihr Kind zu Beginn der erneuten Schwangerschaft gerade so weit, mit dem Töpfchentraining zu beginnen, fangen Sie ruhig damit an, falls Sie sich dafür fit genug fühlen. Je älter Ihr Kind ist, desto schneller sollte es gehen. Das dürfte etwa ab zweieinhalb Jahren der Fall sein. Sollte sich jedoch abzeichnen, dass das Training auch nach der Geburt weitergehen müsste, wäre es für Sie beide besser, noch damit zu warten. Ihr Kind muss sich erst an den Neuankömmling gewöhnen und wird sicher mit gemischten Gefühlen kämpfen. So verlockend die Aussicht sein mag, nur noch einem Kind die Windeln wechseln zu müssen: Wollen Sie wirklich mit dem Neugeborenen auf dem Arm Pfützen aufwischen?

Dem Druck nicht nachgeben

Vor allem der Druck von außen kann extrem sein. Großeltern zeigen sich befremdet, dass ihr Enkel noch Windeln trägt, und erinnern Sie daran, dass Sie selbst in diesem Alter schon sauber waren. Kinder von Freunden sind schon viel weiter beim Training und Sie machen sich Sorgen, dass Ihr Kind zurückgeblieben sein könnte.

Blenden Sie alles aus, was Ihnen nicht hilft, und konzentrieren Sie sich auf das, was für Sie und Ihr Kind richtig ist. In der letzten Generation begann man früher mit der Sauberkeitserziehung, weil die Mütter keine Lust hatten, Stoffwindeln zu waschen. Denken Sie daran: Nur wenn Ihr Kind dazu bereit ist, wird das Töpfchentraining schnell und erfolgreich über die Bühne gehen.

Das Sauberwerden ist ein Entwicklungsstadium wie Krabbeln und Laufen, in dem Ihr Kind aus Fehlern lernt. Der Zwang, das Töpfchen zu benutzen, obwohl es noch nicht bereit dafür ist, führt vermehrt zu Pannen, sorgt bei Ihrem Kind für Frust und verlängert den ganzen Prozess unnötig.

Geduld und Unterstützung von Ihrer Seite stärken das Selbstvertrauen des Kindes und beschleunigen dadurch das Sauberwerden.

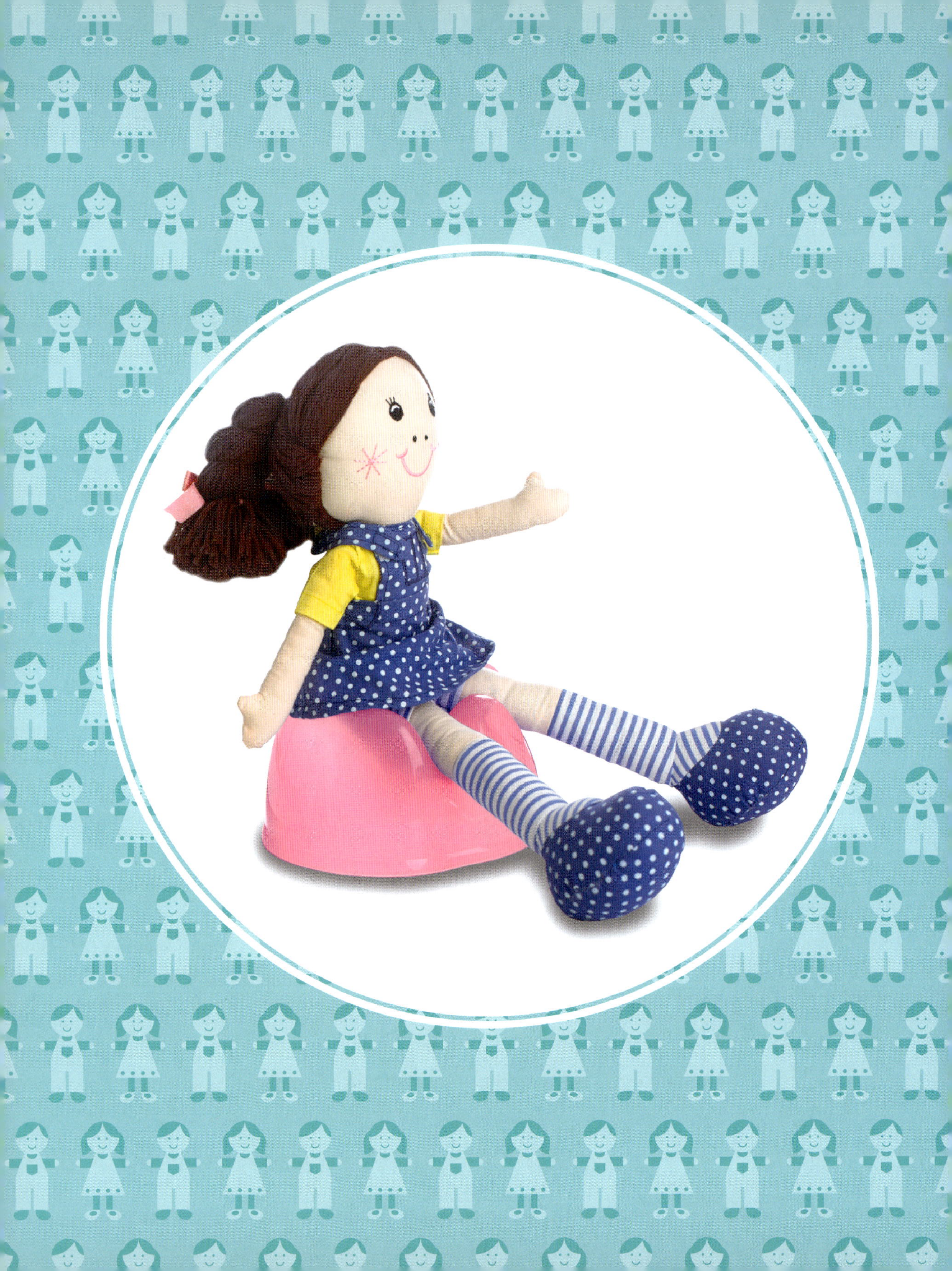

2

Vorbereitungen

Sie stellen fest, dass Ihr Kind anfängt, Kontrolle über seine Blase und seinen Darm zu erlangen. Doch wie geht's nun weiter? Wie beim Erlernen anderer Fertigkeiten zahlt es sich später aus, wenn Sie etwas Vorarbeit leisten. Während manche Kinder kaum dazu ermuntert werden müssen, etwas Neues auszuprobieren, wollen die meisten sanft und schrittweise herangeführt werden. Lassen Sie Ihr Kind schon vorher Bekanntschaft mit dem Töpfchen schließen. Erzählen Sie ihm, wofür es da ist, und ermuntern Sie es, kleine, aber wichtige Aufgaben selbst auszuführen, wie zum Beispiel sich anzuziehen oder die Hände zu waschen. Besorgen Sie alles, was Sie für das Töpfchentraining benötigen, und überdenken Sie Ihre Vorgehensweise, Ihre Strategien und Ihre Bewältigungstechniken für die Wochen und Monate, die vor Ihnen liegen.

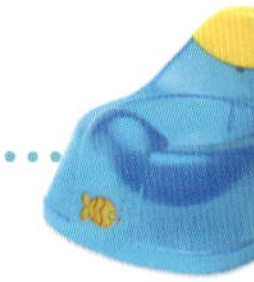

Das brauchen Sie

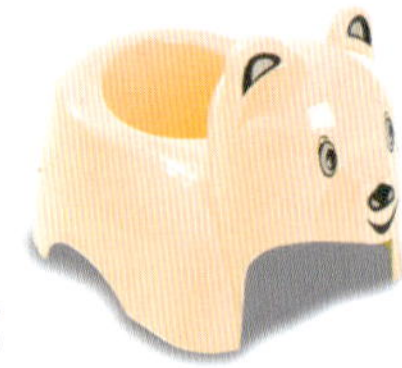

Abgesehen von einem Töpfchen oder einer Kindertoilette sowie Unterhosen brauchen Sie für das Training nicht viel. Das Töpfchen kaufen Sie am besten schon einige Zeit vor Trainingsbeginn, etwa wenn Ihr Kind 18 Monate alt ist, damit es sich an seinen Anblick gewöhnt (S. 32).

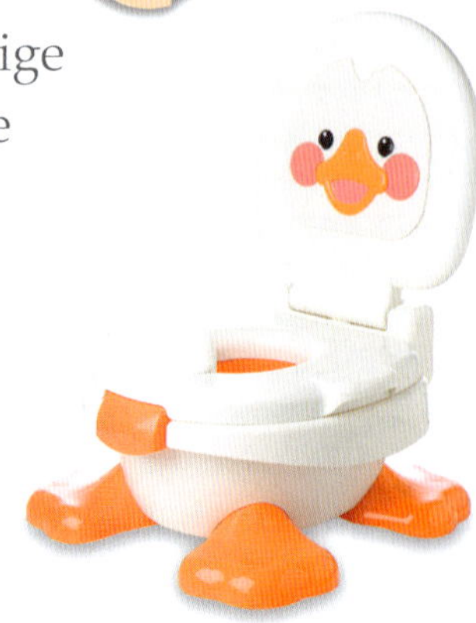

Welches Töpfchen?

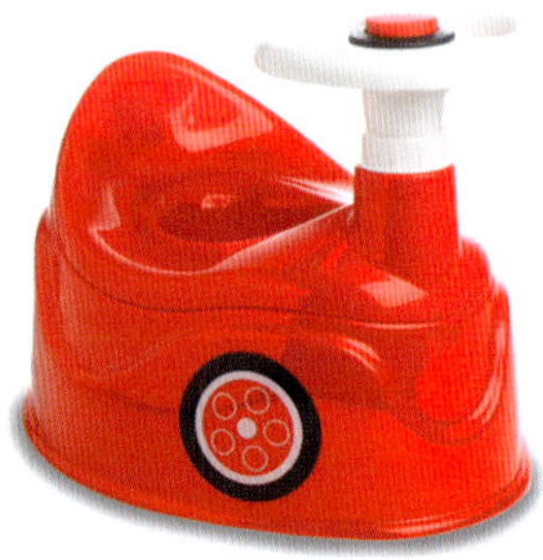

Beim Kauf eines Töpfchens sollten Sie vor allem darauf achten, dass es komfortabel und praktisch ist. Die meisten Modelle bieten beides: Sie sind körpergerecht geformt und bequem, aber auch einfach zu säubern und obendrein so leicht, dass man sie problemlos herumtragen kann. Wählen Sie ein robustes Modell mit einer breiten Basis, das nicht umkippen kann.

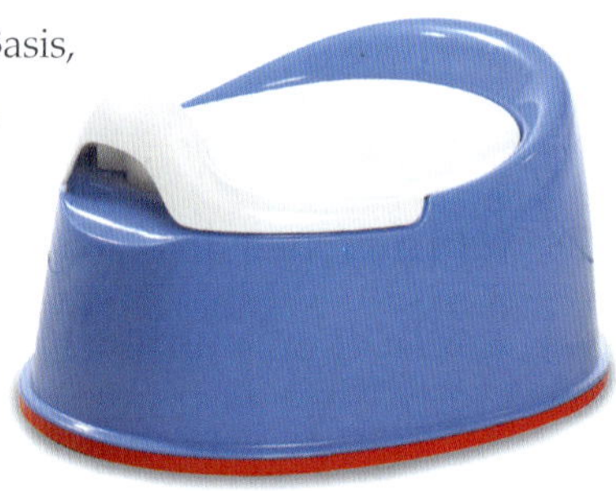

Töpfchen gibt es in allen möglichen Größen, Farben und Formen.

Töpfchen mit erhöhter Rückenlehne bieten mehr Sicherheit beim Sitzen. Für Jungen gibt es Modelle mit extra Spritzschutz, obwohl man sie trotzdem daran erinnern muss, ihren Penis nach unten zu drücken! Manche Töpfchen haben einen Deckel, um unangenehme Gerüche zurückzuhalten. Ein Deckel bewährt sich auch, wenn der Topf zum Entleeren transportiert werden muss.

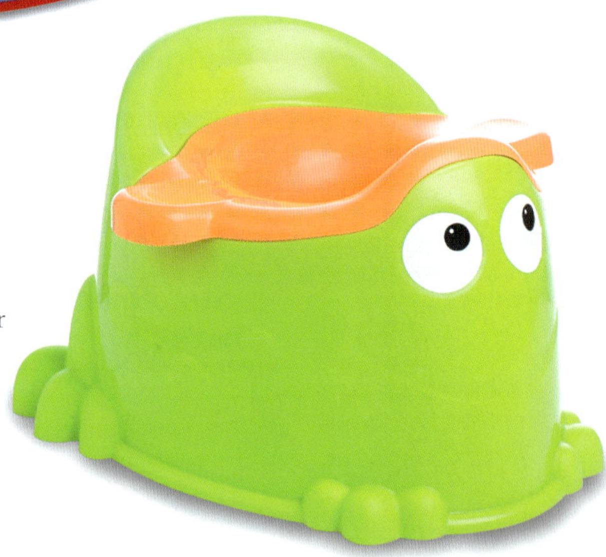

Töpfchen in Form eines Stuhls verfügen über eine hohe Rückenlehne sowie Armlehnen, die extra Halt geben. Sie sind größer als ein normales Töpfchen und haben einen Einsatz, den man zum Reinigen herausnehmen kann. Es gibt auch Sondermodelle in Form von

Tieren, solche, die Musik spielen oder nach Benutzung die Farbe wechseln. Dies alles dient dem Zweck, das Töpfchentraining interessant zu gestalten.

Vielleicht genügt es schon, wenn Ihr Kind *sein* Töpfchen mit Stickern oder mit seinem Namen verzieren darf. In einem großen Haushalt empfehlen sich zwei oder mehrere Töpfchen, die möglichst identisch sein sollten, damit Ihr Kind nicht eines dem anderen vorzieht.

Unterhosen

Ihr Kleines findet es sicher toll, dass es nun Unterhosen für »große« Kinder tragen darf. Lassen Sie es selbst auswählen, welche Farben oder Muster sie haben sollen. Kaufen Sie gleich mehrere Sets, damit sie Ihnen nicht ausgehen. In normalen Unterhosen merkt Ihr Kind sofort, wenn es sich nass gemacht hat.

Für den Übergang gibt es verschiedene Arten von Trainerhosen. Auf Seite 37 sind alle Vor- und Nachteile von Trainerhosen aufgelistet.

Toilettensitz und Schemel sind praktisch.

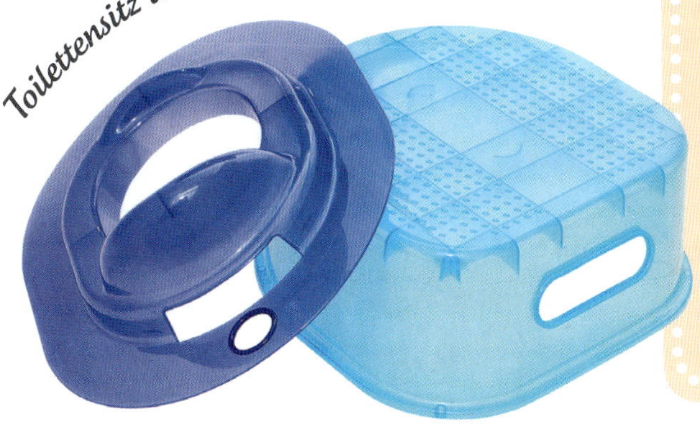

Weiteres Zubehör

Vielleicht möchten Sie sich auch folgende Dinge zulegen.

- Toilettensitze für Kinder helfen beim Übergang vom Töpfchen zur Toilette. Sie können so auch das Töpfchengehen überspringen, wenn Ihr Kind gleich auf dem großen »Thron« sitzen möchte. Die körpergerecht geformten Sitze liegen direkt auf der Toilette, damit das Kind nicht in die Schüssel plumpst.

- Ein stabiler Plastikschemel hilft dem Kind, den Toilettensitz zu erklimmen. Außerdem kann es seine Füße darauf abstellen. Ein Schemel ist außerdem hilfreich, wenn kleine Jungs lernen sollen, im Stehen ins Klo zu urinieren.

- Klappbare Töpfchen eignen sich besonders auf Reisen. Sie verfügen über Einlegetüten, die nach Benutzung wie Windeln entsorgt werden. Manche sind auch als tragbare Toilettensitze geeignet.

- Manche Eltern schwören auf feuchte Reinigungstücher, die man angeblich herunterspülen kann. Sie sind jedoch ökologisch bedenklich und können außerdem die Toilette verstopfen, deshalb sollten Sie darauf verzichten.

- Saugfähige Wegwerfunterlagen bewähren sich, wenn das Kind auf dem Sofa oder im Kindersitz einschläft.

Bereiten Sie Ihr Kind vor

Indem Sie Ihr Kind schon an das Töpfchentraining heranführen, während es noch Windeln trägt, verschaffen Sie ihm Zeit, alle Informationen zu verarbeiten und sich mit dem Sauberwerden vertraut zu machen. Stellen Sie schon lange vor Trainingsbeginn ein Töpfchen auf. Erzählen Sie Ihrem Kind, wofür es gut ist und dass es sich gerne draufsetzen kann, wenn es möchte (S. 32).

Jetzt geht's los!

Die langsame Hinführung kommt generell bei allen Kindern gut an. Ist Ihr Kind jedoch von Natur aus besonders begierig, Neues auszuprobieren, können Sie ihm das Töpfchen auch einfach hinstellen, damit es sofort benutzt werden kann. Oder Sie gehen mit ihm zusammen ein Töpfchen kaufen, das es dann zu Hause gleich ausprobieren darf.

Mehr Selbstständigkeit

Eine wichtige Voraussetzung für das Sauberwerden ist, dass Ihr Kind sich traut, neue Dinge selbst auszuprobieren. Wenn es ihm Spaß macht, neue Fertigkeiten zu lernen, findet es wahrscheinlich auch das Töpfchentraining aufregend und lustig. Es ist jetzt in einem Alter, in dem es mehr Kontrolle über seine Welt haben möchte, daher wird es sich der Herausforderung gern stellen. Allerdings sind nicht alle Kinder so forsch. Gehört Ihr Kind eher zu den zögerlichen Menschen und schreckt vor neuen Aufgaben zurück, etwa, sich selbst anzuziehen oder sich die Hände zu waschen, geben Sie ihm oft die Möglichkeit, solche Dinge zu üben, um sein Selbstvertrauen zu stärken (S. 30–31).

Nichts überstürzen

Der Umstieg von Windeln aufs Töpfchen ist für Ihr Kind ein großer Schritt. Je mehr Zeit es dafür hat, desto besser. Versuchen Sie, Ihr Kind für das Töpfchen zu interessieren, aber üben Sie dabei keinen Druck aus. Sie könnten mit ihm zusammen ein Töpfchen kaufen, es dann gut sichtbar zu Hause aufstellen und mit ihm darüber reden, wofür das Töpfchen benutzt wird.

Es ist ein schmaler Grat zwischen Ermunterung und Überforderung. Setzen Sie Ihr Kind nicht unter Druck.

Übertreiben Sie es aber nicht. Spürt Ihr Kind Ihre hohen Erwartungen, lehnt es die ganze Töpfchengeschichte vielleicht rigoros ab.

Schritt für Schritt

Für Ihr Kind ist der Gang zur Toilette ein ganz neues Konzept. Selbst wenn es Sie schon viele Male dabei beobachtet hat, stellt es noch keine

Ein neues Töpfchen und neue Unterwäsche wirken motivierend.

Verbindung zwischen dem Einnässen der Windel und dem Gebrauch des Töpfchens her. Es wäre völlig unrealistisch zu erwarten, dass es sich aufs Töpfchen setzt und sofort weiß, was es zu tun hat. Stellen Sie das Töpfchen ins Bad. Wenn Sie zur Toilette gehen, erklären Sie Ihrem Kind, dass es das Töpfchen bald auf dieselbe Weise benutzen darf. Ältere Geschwister reißen sich sicher darum, den Gebrauch des Töpfchens zu demonstrieren!

Je besser Sie Ihrem Kleinen erklären, wie die Sache mit der Toilette funktioniert, desto normaler wird ihm die Benutzung des Töpfchens vorkommen. Es sollte das Töpfchentraining als ganz natürlichen Prozess auf dem Weg zum »großen« Kind sehen, sodass es sich voller Zuversicht und Selbstvertrauen an das Thema heranwagt.

Wann noch warten?

Sollte Ihr Kind trotz all Ihrer Bemühungen weiterhin wenig oder kein Interesse daran haben, auf dem Töpfchen zu sitzen oder etwas über die Vorgänge auf der Toilette zu erfahren, stellen Sie das Töpfchentraining besser noch etwas zurück und hören auch auf, darüber zu reden. Wenn Ihr Sprössling noch nicht dazu bereit ist, sich mit dem Töpfchen zu befassen, werden alle Versuche, die Sache möglichst unterhaltsam zu gestalten, bei ihm auf taube Ohren stoßen und schlimmstenfalls einen Machtkampf auslösen. Setzen Sie Ihr Kind nie aufs Töpfchen, wenn es keine Lust dazu hat, und werden Sie nicht wütend, wenn es den Topf nicht ausprobieren will. Zwang oder ärgerliche Reaktionen führen dazu, dass es das Töpfchen mit negativen Erfahrungen verbindet, und das könnte das Training um mehrere Monate zurückwerfen.

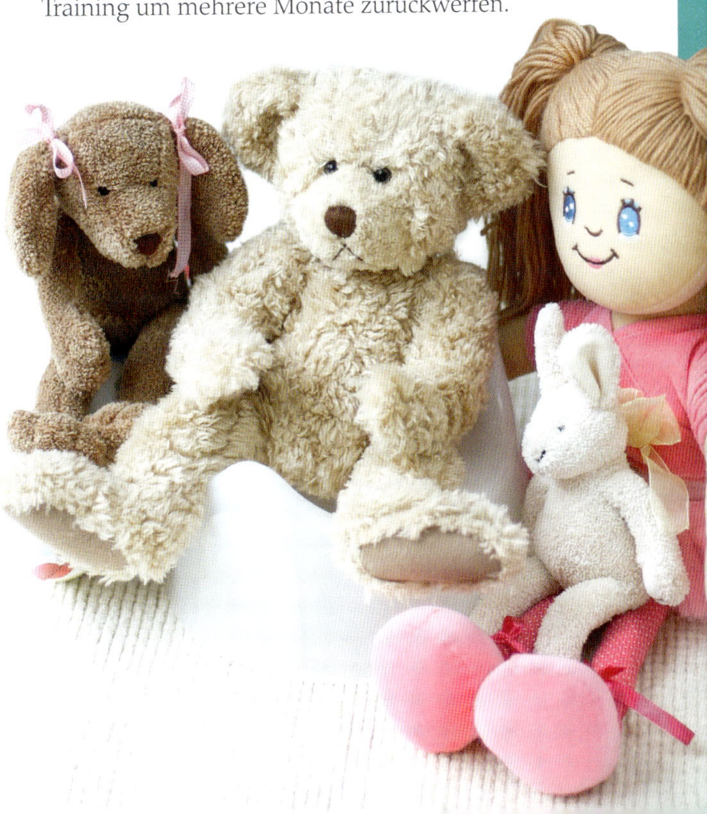

Ermutigen Sie Ihr Kind

Die Welt beginnt sich Ihrem Kind zu öffnen, sobald es an Beweglichkeit, Mobilität und Sprachgewandtheit gewinnt. Immer öfter versucht es, Aufgaben allein zu lösen. Lassen Sie es ruhig probieren. Selbst wenn ihm noch nicht alles gelingt, fühlt es sich dadurch selbstständig und gewinnt an Selbstvertrauen, was den Übergang von der Windel zum Töpfchen erheblich erleichtert.

Freuen Sie sich mit ihm, wenn ihm etwas Neues gelungen ist. Es wird Ihnen seine neu gewonnene Fertigkeit sicher gern vorführen. Die Gewissheit, dass Sie in seiner Nähe sind, gibt ihm die Sicherheit, Dinge auszuprobieren.

Loben Sie Ihr Kind, wenn es eine einfache Bitte ausführt, etwa mit der Gabel zu essen statt mit den Fingern. Zeigen Sie Ihre Freude über Anzeichen von Selbstständigkeit, zum Beispiel, wenn es Spielsachen in die Kiste räumt. Erhält es von Ihnen für seine Taten Lob und Aufmerksamkeit, wird es sich viel motivierter ans Töpfchentraining heranwagen.

Erwarten Sie von ihm keine Fertigkeiten, für die es noch nicht bereit ist. Stellen Sie auf keinen Fall Vergleiche zu anderen Kindern an. Sie wissen doch, dass sich die Kleinen unterschiedlich schnell entwickeln. Müht sich Ihr Kind mit einer Sache sehr stark ab, versuchen Sie, die Aufgabe leichter zu gestalten, damit es nicht frustriert aufgibt.

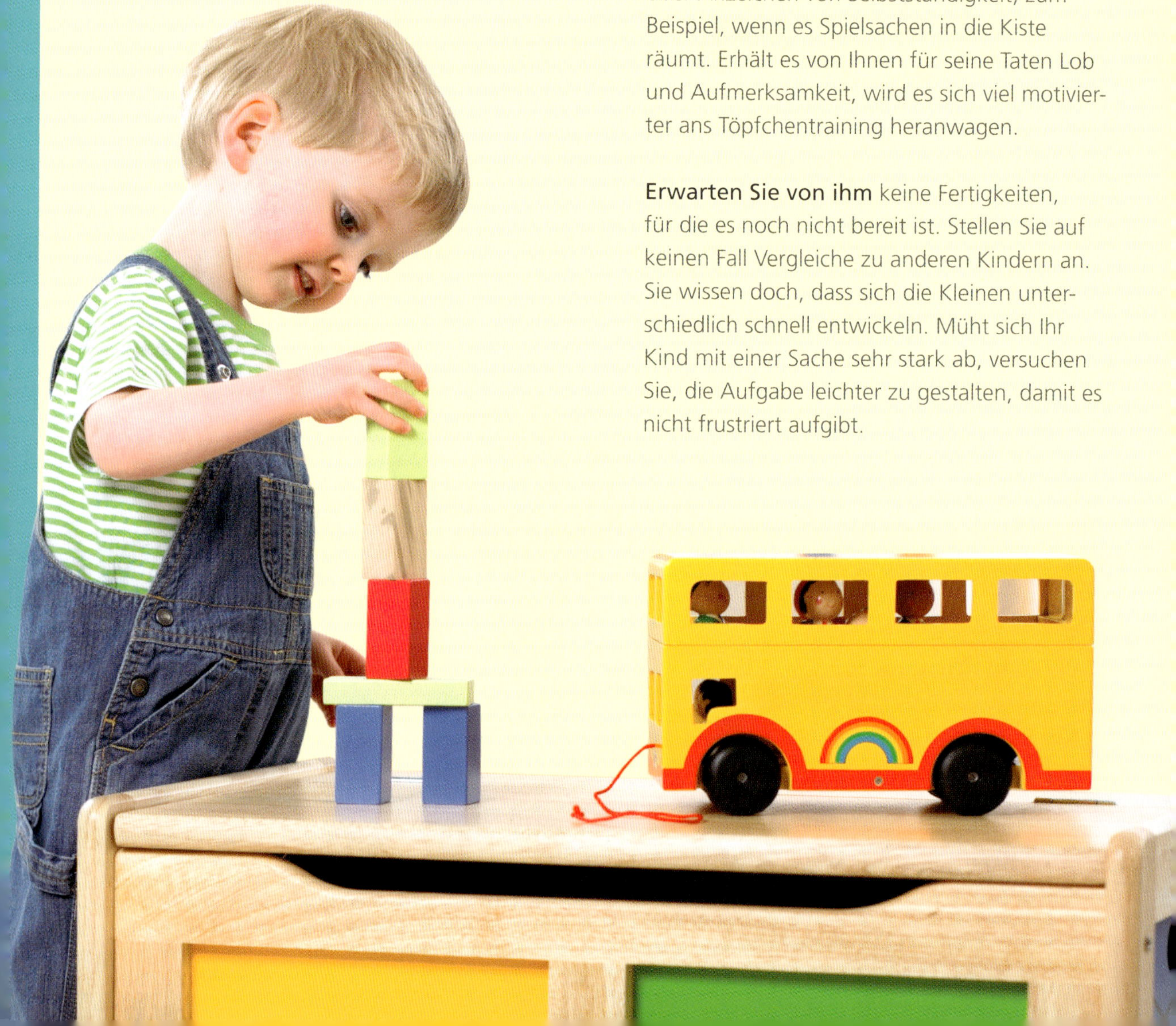

Kommunikation ist alles

Sobald Ihr Kind anfängt zu sprechen, wird es leichter, mit ihm zu kommunizieren. Hören Sie ihm geduldig zu, wenn es versucht, Ihnen etwas zu sagen, und sprechen Sie den ganzen Tag über viel mit ihm. So hat es das Gefühl, dass man ihm zuhört und es versteht, was beim Töpfchentraining sehr hilfreich sein wird.

Toilettengespräche

Für ein erfolgreiches Töpfchentraining ist es wichtig, dass Ihr Kind seine Bedürfnisse mitteilen kann und die Wörter für Toilettenaktivitäten kennt. Einigen Sie sich mit Ihrem Partner darauf, welche Begriffe Sie in der Familie verwenden möchten, und machen Sie Ihr Kind schon vor Beginn des Trainings damit vertraut. So kann es seine Bedürfnisse kommunizieren und muss sich nicht abmühen, um sich verständlich zu machen.

Bevor Sie sich nun für Begriffe wie »Pipi« und »Aa« oder »klein« und »groß« entscheiden, sollten Sie sich bewusst machen, dass Ihr Kind auch außerhalb der Familie verstanden werden muss, also zum Beispiel in der Kita oder bei der Tagesmutter. Sobald sich der Wortschatz Ihres Kindes erweitert und es anfängt, einfache Sätze zu bilden, können Sie ihm beibringen, anstelle einer genauen Beschreibung seines Bedürfnisses einen allgemein formulierten Satz zu sagen, wie »Ich muss mal«.

Bilderbücher anschauen

Zum Thema Töpfchen sind viele wunderschön illustrierte Bilderbücher erhältlich, die Sie gemeinsam mit Ihrem Kind anschauen können. Vertraute und witzige Figuren bringen Ihrem Kind in einfacher Sprache die Idee des Töpfchens näher und erklären ihm, wie das mit den Windeln, dem Töpfchen und der Toilette funktioniert. Ermöglichen Sie Ihrem Kind, auch selbst nach Belieben in dem Buch zu blättern.

Ihr Kind sollte mit allen Begriffen, die mit dem Töpfchentraining zu tun haben, vertraut sein.

Fördern Sie die Kommunikation mit Ihrem Kind.

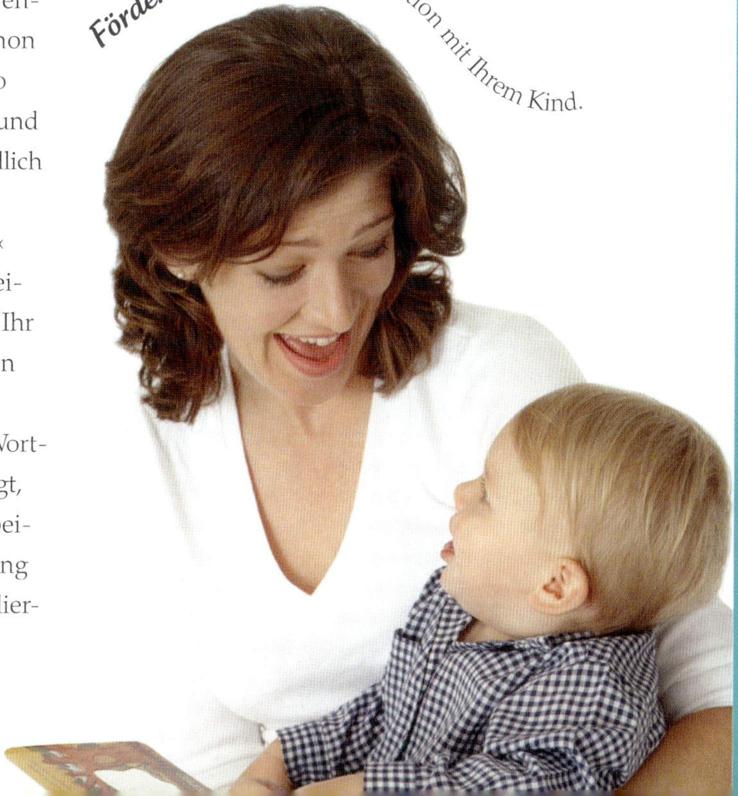

Ihre Gefühle

Für Ihr Kind mag der richtige Zeitpunkt fürs Töpfchentraining gekommen sein, aber fühlen Sie sich auch bereit dazu? Wie Sie selbst an das Thema herangehen, beeinflusst maßgeblich den Erfolg Ihres Sprösslings. Nehmen Sie sich daher etwas Zeit, Ihren Ansatz und Ihre Motivationsstrategien zu überdenken, bevor Sie mit dem Training beginnen.

Ihre Einstellung

Wie bei vielen anderen Entwicklungsschritten verlangt auch das Sauberwerden ein großes Maß an Teamarbeit. Ihr Kind benötigt Ihre Führung und Ihre Anweisungen, wie es das Töpfchen benutzen soll. Voller Motivation, Ihnen zu gefallen, wird es sich in Ihrem Lob sonnen. Es wird aber auch merken, wenn Sie auf Missgeschicke verärgert reagieren, und darunter wird sein Selbstvertrauen leiden. Aus diesem Grund ist es sehr wichtig, dass Sie vor Beginn des Trainings Ihre eigene Einstellung dazu überprüfen. Sie üben sich ja bereits seit einigen Jahren in der Kunst der Geduld – die Basis der Kindererziehung –, doch beim Töpfchentraining wird sie ganz sicher noch mehr als sonst strapaziert werden.

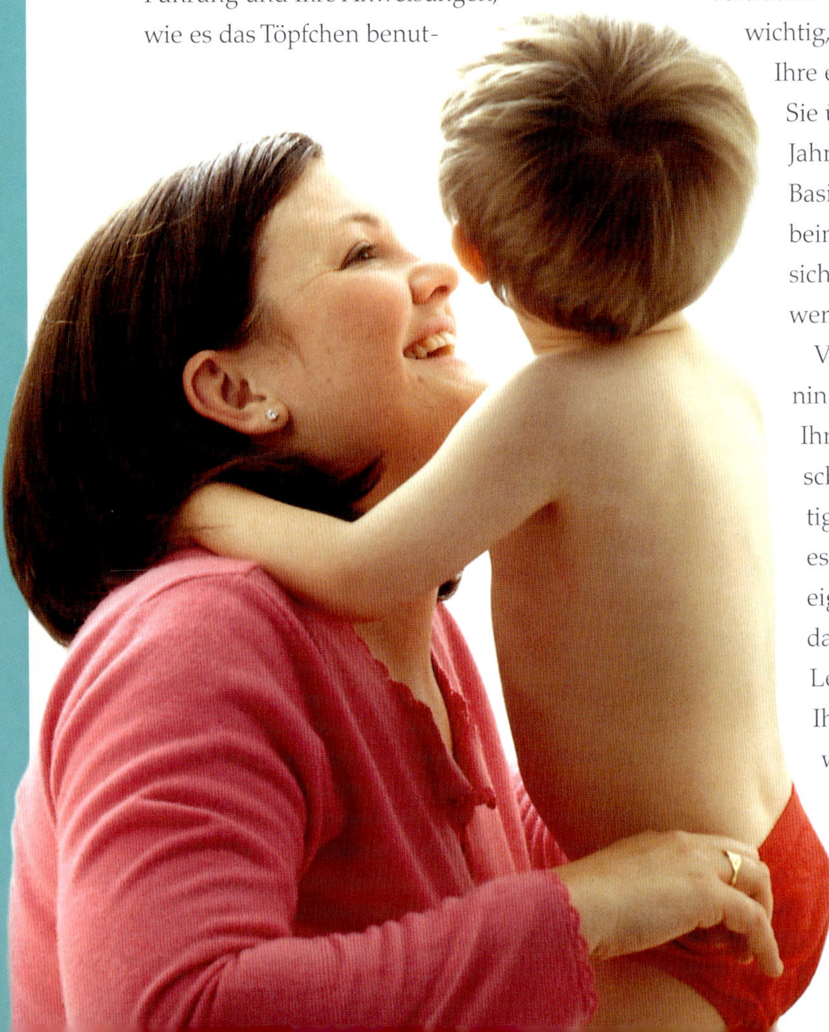

Vielleicht hilft es, das Töpfchentraining nicht als etwas zu betrachten, das Ihr Kind so rasch wie möglich beherrschen soll, sondern eher als eine Fertigkeit wie Laufen oder Sprechen, die es einüben muss, und zwar in seinem eigenen Tempo. Nehmen Sie es hin, dass kleine Pannen nun mal zu diesem Lernprozess gehören, genauso wie Ihr Kind beim Laufenlernen immer wieder hinfällt. Sollte Geduld nicht zu Ihren stärksten Seiten gehören, müssen Sie sich im Klaren darüber sein, dass das Sauberwerden zu den anstrengendsten Phasen der Vorschuljahre gehört. Konzentrieren Sie sich auf das Ziel und sagen Sie sich immer wieder, dass Wut und Ungeduld Ihr Kind demotivieren und den ganzen Prozess unnötig in die Länge ziehen werden.

Zusammenarbeit

Auch wenn hauptsächlich Sie sich um den Nachwuchs kümmern, sollten Sie mit Ihrem Partner eine gemeinsame Vorgehensweise vereinbaren, damit Ihr Kind nicht unterschiedliche Signale erhält oder durch kontroverse Reaktionen verwirrt wird. Legen Sie Meinungsverschiedenheiten im Vorhinein bei und einigen Sie sich auf eine einheitliche Strategie. Dazu zählen Geduld, Ausdauer und eine positive Einstellung, selbst wenn Sie zum zigsten Mal den Boden wischen müssen.

Töpfchentraining als Familienaufgabe stärkt den Zusammenhalt.

Bleiben Sie realistisch. Es wird Momente geben, in denen Ihnen das Töpfchentraining einiges abverlangt, vor allem, wenn Sie denken, Ihr Kind sollte es allmählich besser wissen. Auch den liebevollsten Eltern kann dabei mal der Geduldsfaden reißen. Versuchen Sie trotzdem, nicht zu schimpfen. Wenn doch, entschuldigen Sie sich danach bei Ihrem Kind. Erklären Sie ihm, dass Sie einfach keine Lust mehr haben, ständig die Pfützen aufzuwischen, aber auch, dass Sie wissen, das Kleine wird beim nächsten Mal sein Bestes geben, um rechtzeitig aufs Töpfchen zu kommen.

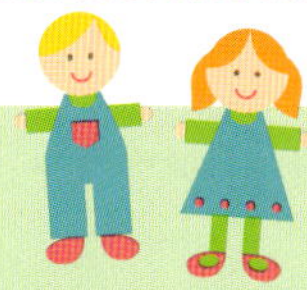

Bewältigungsstrategien

Wenn Sie manchmal das Gefühl haben, Ihr Kind wird nie sauber werden und dass Sie alles falsch machen, probieren Sie Folgendes:

- Erinnern Sie sich daran, dass Sauberkeit eine erlernte Fertigkeit ist wie Laufen oder Sprechen. Wie bei allen Fertigkeiten gehören Fehler zum Lernprozess. Missgeschicke passieren Ihrem Kind nicht aus Faulheit, sondern weil es ihm besonders in der ersten Zeit, wenn das Ganze völlig neu ist, schwerfällt, immer alles richtig zu machen.
- Machen Sie mit Ihrem Partner aus, sich gegenseitig zu unterstützen. Ihr Lebensgefährte muss wissen und anerkennen, dass dies eine schwierige Phase für Sie und das Kind ist. Ist er berufstätig und Sie kümmern sich hauptsächlich ums Kind, vereinbaren Sie mit ihm, dass er an den Wochenenden das Training übernimmt und Sie davon eine Pause machen können.
- Nehmen Sie Rat und Hilfe von anderen an. Auch wenn es Ihnen komisch vorkommt, dass sich Großeltern oder Freunde mit der Sauberkeitserziehung Ihres Kindes befassen wollen: Wenn sie gern helfen und Ihnen etwas Erholung gönnen möchten, sollten Sie sich freuen und die Hilfe akzeptieren.

Hände waschen: So geht's

Am besten bringen Sie Ihrem Kind schon vor Beginn des Töpfchentrainings bei, wie man Hände wäscht, sodass es das nicht zusätzlich noch lernen muss. Bauen Sie das Händewaschen in den Tagesablauf ein, etwa vor dem Essen und nach dem Spielen im Garten. Diese Schritt-für-Schritt-Anleitung zeigt ihm, wie es geht.

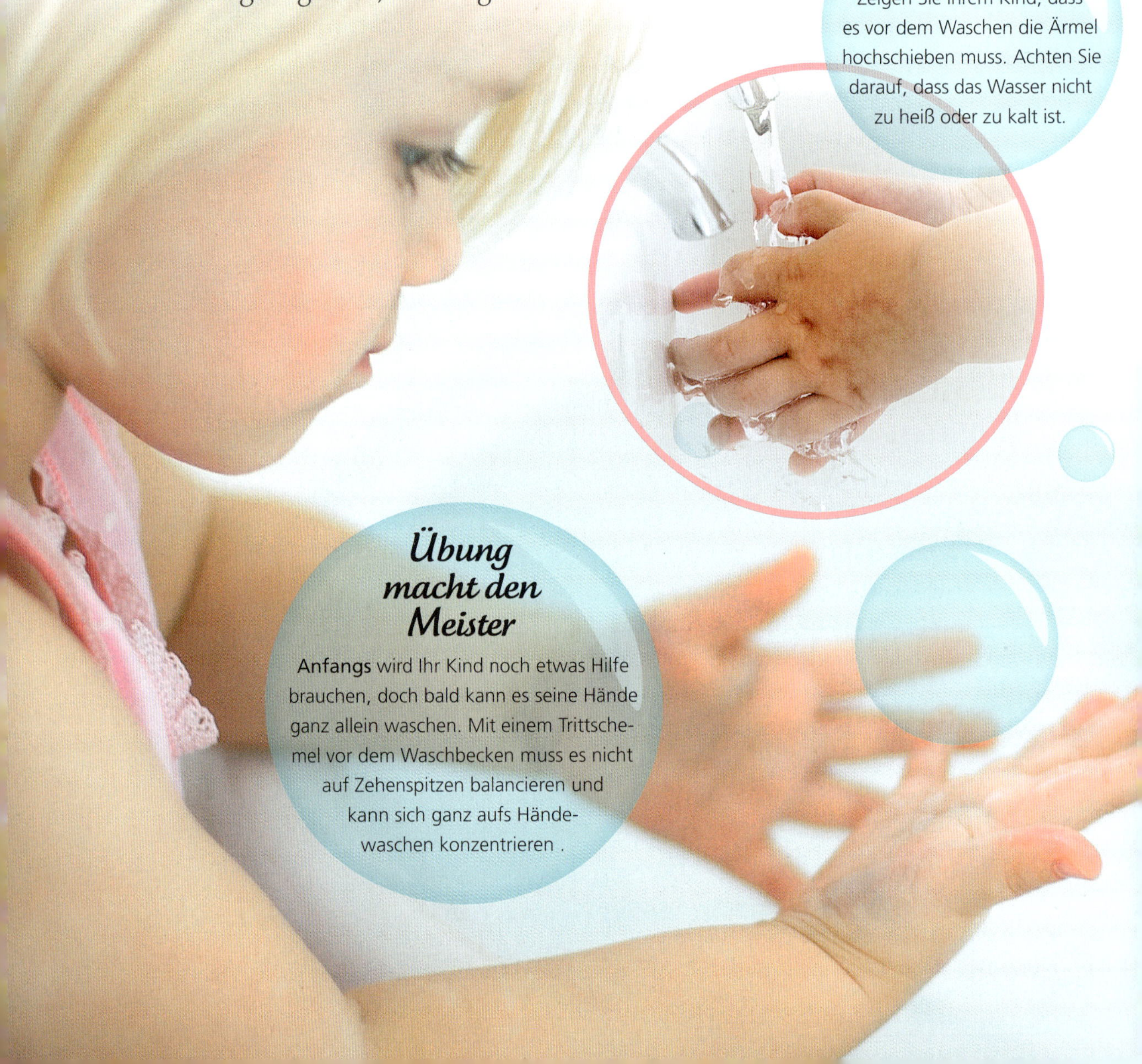

1. Hände nass machen

Zeigen Sie Ihrem Kind, dass es vor dem Waschen die Ärmel hochschieben muss. Achten Sie darauf, dass das Wasser nicht zu heiß oder zu kalt ist.

Übung macht den Meister

Anfangs wird Ihr Kind noch etwas Hilfe brauchen, doch bald kann es seine Hände ganz allein waschen. Mit einem Trittschemel vor dem Waschbecken muss es nicht auf Zehenspitzen balancieren und kann sich ganz aufs Händewaschen konzentrieren .

2. Seife nass machen

Zunächst muss die Seife nass gemacht werden. Flüssige Seife eignet sich anfangs besser als ein Seifenstück.

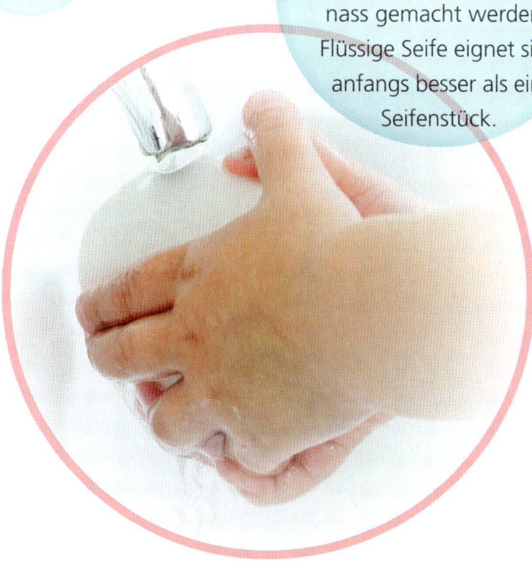

3. Schaum erzeugen

Drehen Sie den Wasserhahn ab, während Ihr Kind die Hände reibt, um Schaum zu erzeugen.

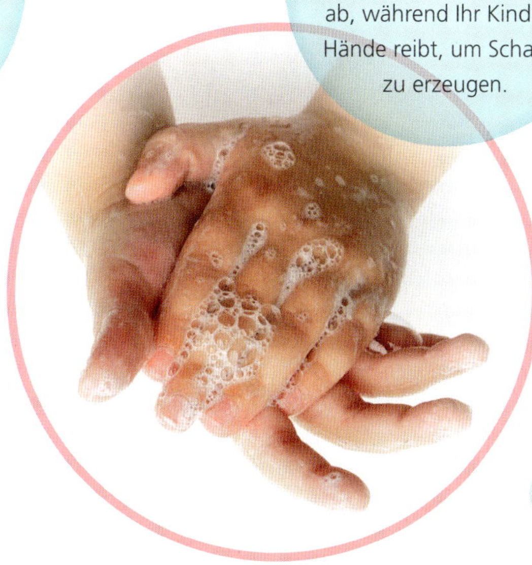

4. Spülen

Nun müssen die Hände gut mit Wasser abgespült werden. Achten Sie wieder darauf, dass das Wasser nicht zu heiß oder zu kalt ist.

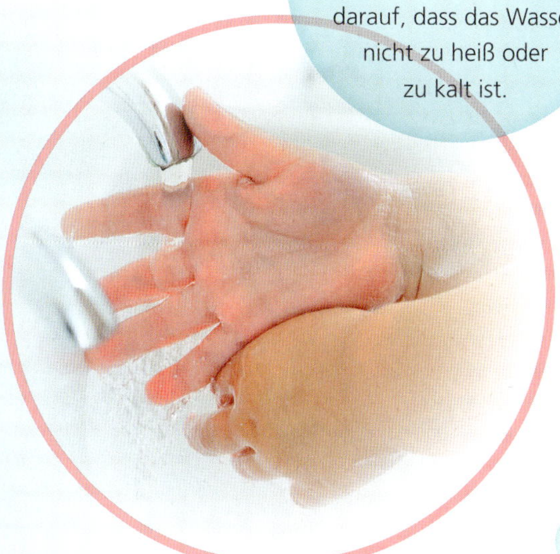

5. Trocknen

Zeigen Sie Ihrem Kind, wie es seine Hände mit einem Handtuch abtrocknen kann.

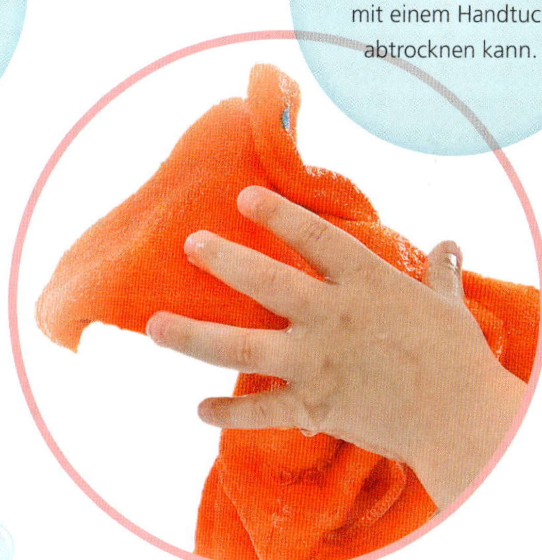

Neue Fertigkeiten

Erfolgreiches Töpfchentraining bedeutet mehr, als dem Kind beizubringen, wie es sein Geschäft auf dem Topf erledigt. Es gehören auch andere Fertigkeiten dazu, etwa wie man sich an- und auszieht oder die Hände wäscht. So gelingt das Sauberwerden und Ihr Kind lernt die Regeln der Hygiene.

Kleidung an- und ausziehen

Wenn man zusieht, wie ein Kind mit seiner Kleidung kämpft, ist die Versuchung groß, helfend einzuschreiten. Soll Ihr Kind aufs Töpfchen gehen, muss es jedoch seine Hose einigermaßen schnell hinunterziehen und danach auch wieder hochziehen können. Lassen Sie es daher möglichst ohne Druck das An- und Ausziehen üben. Notfalls planen Sie dafür morgens etwas extra Zeit ein. Halten Sie sich dennoch zur Verfügung, falls es Ihre Hilfe braucht. Vermeiden Sie Kleidung mit komplizierten Verschlüssen. Am besten haben sich Hosen mit elastischem Bund bewährt, die sich schnell hoch- und runterziehen lassen, sowie Kleider und Röcke.

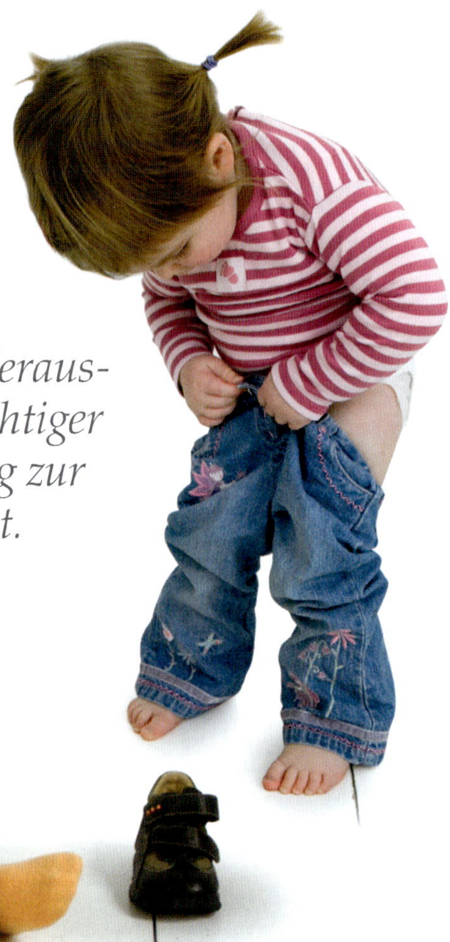

Jede noch so kleine Herausforderung ist ein wichtiger Schritt auf dem Weg zur Selbstständigkeit.

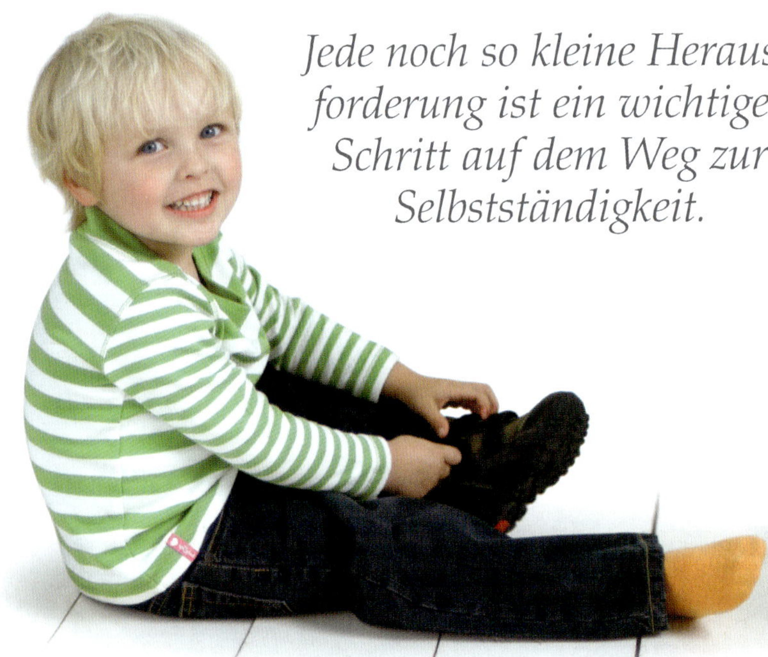

Erkunden und lernen

Erkunden ist wichtig für die Entwicklung Ihres Kindes. Hat es eine bestimmte Fertigkeit gemeistert, etwa wie man Bauklötze stapelt oder einen Stift hält, nützt ihm das auch etwas in anderen Bereichen, etwa beim An- und Ausziehen. Lassen Sie es seine Welt erkunden. Damit unterstützen Sie es bei der Bewältigung einfacher, aber wichtiger Alltagsaufgaben.

Hände waschen

Diese grundlegende Fertigkeit ist wichtiger Bestandteil des täglichen Töpfchengangs. Auf den Seiten 28–29 können Sie gemeinsam mit Ihrem Kind die einzelnen Schritte des Händewaschens verfolgen.

Abwischen

Sobald das Töpfchentraining beginnt, sollte Ihr Kind lernen, wie man sich abwischt. Nehmen Sie es mit, wenn Sie selbst zur Toilette gehen, und zeigen Sie ihm, wie man Klopapier abreißt und wie viele Blätter man braucht. Kleine Kinder sind oft fasziniert von Klopapier, daher sollten Sie sie zeitig zu Sparsamkeit erziehen. Am Anfang werden Sie Ihrem Kind noch beim Abwischen helfen müssen, denn das ist keine einfache Aufgabe. Mädchen sollten lernen, sich von vorne nach hinten abzuwischen (S. 42). Jungs kann man beibringen, ihren Penis nach dem Urinieren zu schütteln, statt ihn abzuwischen.

Wenn Ihr Kind sich verweigert

Möchte Ihr Kind nicht einmal die einfachsten Aufgaben ausführen, kann sich das Töpfchentraining problematisch gestalten. Ein Grund für die Verweigerungshaltung kann die Angst davor sein, etwas falsch zu machen. Auch wenn Sie häufig feststellen, dass Ihr Kind zu wenig Eigeninitiative zeigt, sollten Sie nicht allzu oft einschreiten, etwa um seinen Mantel zuzuknöpfen oder ihm bei einem Puzzle zu helfen. Sie meinen es nur gut, aber Sie nehmen ihm dadurch das Selbstvertrauen, dass es Aufgaben allein lösen kann.

Hüten Sie sich vor unrealistischen Erwartungen. Wenn Sie Ihr Kind unter Druck setzen, bekommt es Angst zu versagen, wenn es etwas Neues ausprobiert. Bauen Sie sein Selbstvertrauen auf, indem Sie ihm lösbare Aufgaben geben, etwa seine Hemdchen in die Schublade zu legen, und loben Sie es dafür. Schieben Sie das Töpfchentraining auf, bis Ihr Kind sich motiviert zeigt.

Haben Sie schon mit dem Training begonnen und den Eindruck, Ihr Kind damit zu überfordern, ist es vielleicht geistig oder körperlich noch nicht so weit. Lassen Sie das Training erst einmal komplett sein und versuchen Sie es in einigen Monaten erneut.

Bekanntschaft mit dem Töpfchen

Spätestens wenn Ihr Kleines 18 Monate alt ist, sollten Sie ein Töpfchen im Haus aufstellen, sodass es sich an seinen Anblick gewöhnt. Machen Sie es neugierig, indem Sie ihm erzählen, wozu das Töpfchen gut ist und dass Ihr Kind es benutzen darf, sobald es etwas älter ist.

Der Aufstellort

Der logistisch günstigste Ort für ein Töpfchen ist das Bad. So kann Ihr Kind leicht die Parallele zur Toilette ziehen. Beginnt es jedoch, das Töpfchen im Haus herumzutragen und anderswo hinzustellen, sollten Sie es nicht daran hindern.

Die Inbesitznahme des Töpfchens ist ein Zeichen, dass es sich dafür interessiert. Und die Erlaubnis, es nach Wunsch aufstellen zu dürfen, gibt ihm das Gefühl von Selbstständigkeit und Kontrolle, was sich wiederum günstig auswirken wird, wenn es anfängt, das Töpfchen zu benutzen.

Spielen mit dem Töpfchen ist ein Signal für Interesse.

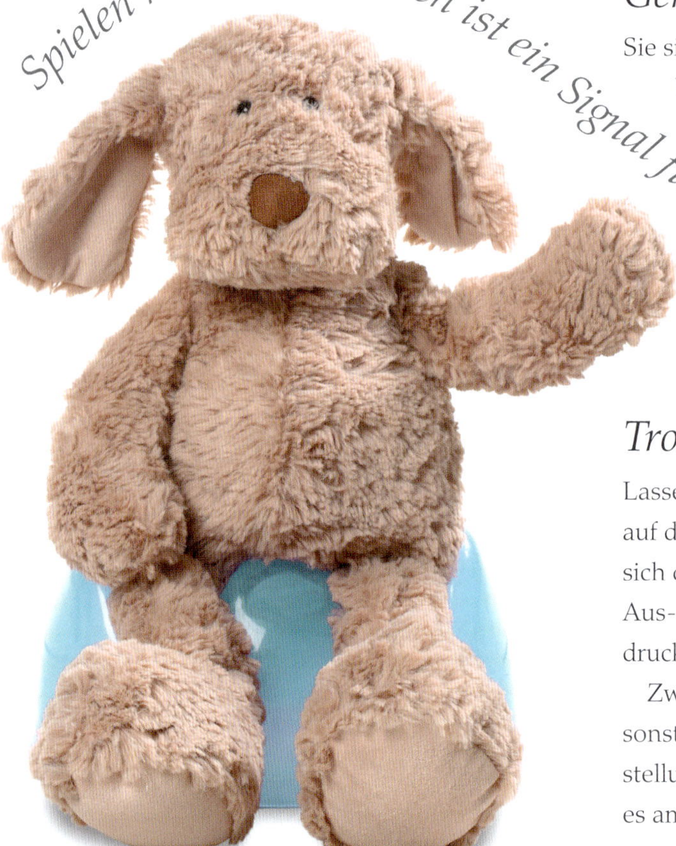

Genau wie Sie

Sie sind der erste Lehrer Ihres Kindes. Es beobachtet Sie gern und ahmt Sie nach. Lassen Sie es zusehen, wenn Sie die Toilette benutzen, und erklären Sie ihm, was gerade passiert. Ihr Kind wird schnell begreifen, was da vor sich geht, und versuchen wollen, es Ihnen gleichzutun.

Trockenübungen

Lassen Sie Ihr Kind schon mal probehalber auf dem Töpfchen Platz nehmen. So kann es sich daran gewöhnen und in aller Ruhe das Aus- und Anziehen üben, ohne unter Zeitdruck zu stehen.

Zwingen Sie es aber nicht zum Probesitzen, sonst könnte Ihr Kind eine negative Einstellung dazu entwickeln. Vielleicht möchte es am Anfang einfach nur mit dem Töpfchen spielen, Spielzeug hineinlegen und wieder herausnehmen und dabei herausfinden, wie sich das Töpfchen anfühlt, bevor es sich daraufsetzen mag.

Hat sich Ihr Kind erst einmal daran gewöhnt, bekleidet auf dem Töpfchen zu sitzen, können Sie ihm vorschlagen, es ohne Windel zu versuchen: vielleicht nach dem abendlichen Bad oder während des Windelwechselns. Erledigt es tatsächlich ein Geschäft, während es ohne Windel auf dem Töpfchen sitzt, loben Sie es freundlich. Geraten Sie deshalb aber nicht gleich aus dem Häuschen, sonst fühlt es sich unter Druck gesetzt, diese Leistung immer vollbringen zu müssen. Die ersten Male sind ganz sicher eher Zufallstreffer als bewusste Handlungen. Ermuntern Sie es, sich täglich aufs Töpfchen zu setzen, ohne ihm ein Zeitlimit vorzugeben, wenn es dort gerne länger verweilen möchte.

In den Tagen vor Trainingsbeginn sollten Sie Ihr Kind öfter als sonst dazu auffordern, sich aufs Töpfchen zu setzen. Versuchen Sie den Zeitpunkt zu erwischen, wenn es muss, etwa nach dem Trinken oder Schlafen. Auch wenn es nur kurz sitzen bleibt, macht es sich dabei mit der Situation vertraut.

Zeitplan

Es existiert keine magische Formel, wann Töpfchentraining beginnen und wie lange es dauern sollte. Das liegt allein an der Bereitschaft und Motivation Ihres Kindes. Wenn es zwar körperlich bereit zu sein scheint, aber dem Töpfchen keine Beachtung schenkt, finden Sie in dem Kasten rechts Tipps, wie das Töpfchengehen etwas interessanter wird.

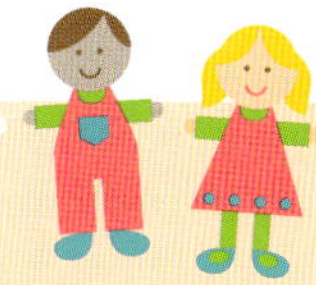

Spaß auf dem Topf

Ignoriert Ihr Kind das Töpfchen oder setzt es sich immer nur kurz drauf, gibt es einige Möglichkeiten, sein Interesse zu wecken. Je mehr lustige, schöne Momente es auf dem Töpfchen erlebt, desto entspannter wird es mit ihm umgehen.

- Veranstalten Sie ein Rollenspiel. Setzen Sie seinen Lieblingsteddy aufs Töpfchen und lassen Sie es als »Mama« oder »Papa« erklären, was der Teddy tun soll.
- Legen Sie ein paar Spielsachen oder Bücher griffbereit neben das Töpfchen, mit denen es sich während einer »Sitzung« beschäftigen kann.
- Lassen Sie es auf dem Töpfchen Platz nehmen, während Sie ihm vorlesen oder mit ihm ein Buch anschauen.
- Bitten Sie ein älteres Kind oder Geschwister, Ihrem Sprössling zu erklären, wozu das Töpfchen gut ist und wie man es benutzt. Kleine Kinder sind von größeren fasziniert und ahmen sie gern nach.
- Sehen Sie sich gemeinsam ein Buch übers Töpfchengehen an.
- Gehen Sie mit ihm Unterhosen für »große« Kinder kaufen. Erklären Sie ihm, wie man sie anzieht und dass es sie ab sofort auch tragen darf.

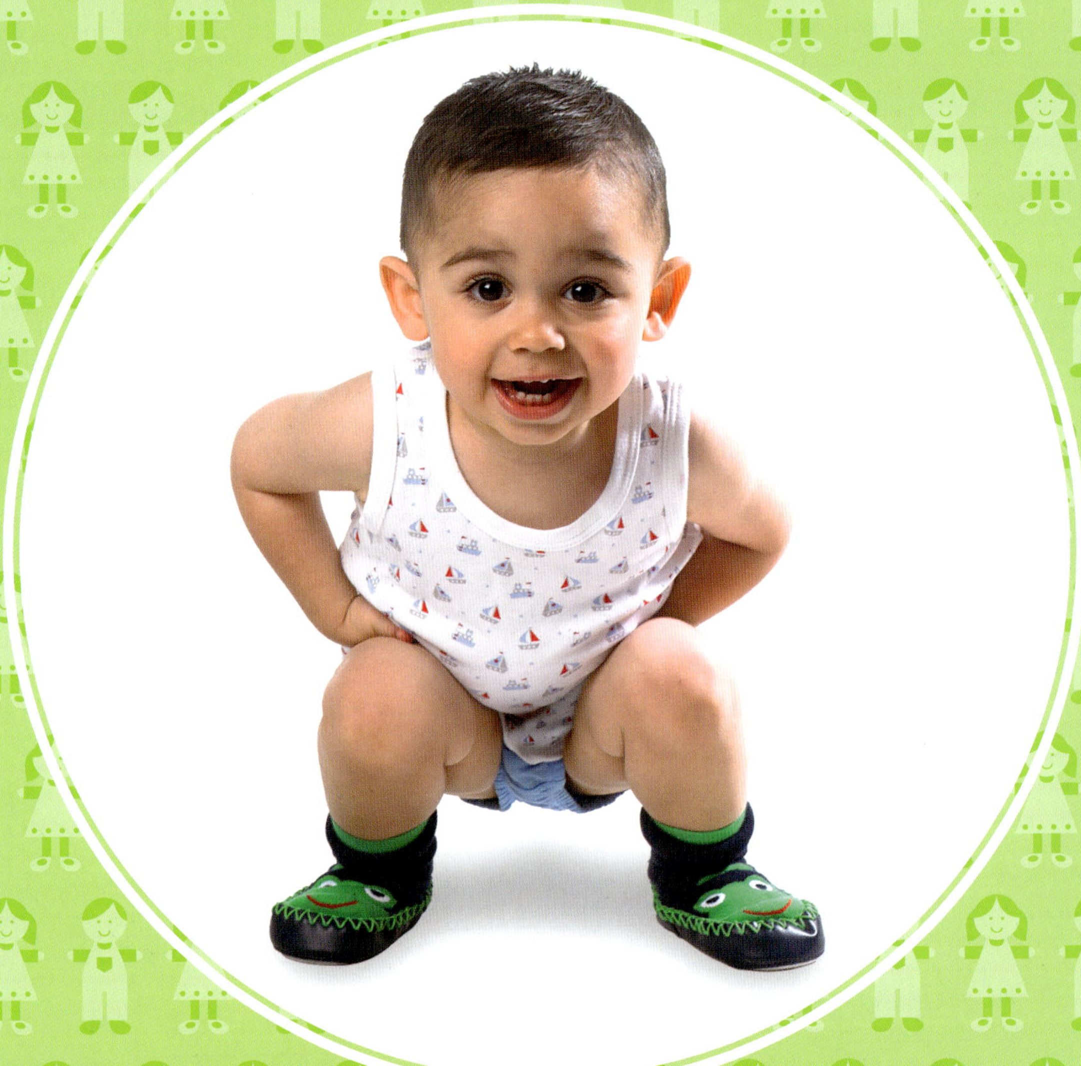

3

Weg mit der Windel!

Ihr Kind ist so weit, Sie haben es gut darauf vorbereitet, und jetzt ist es Zeit, die Windeln wegzulassen! Die erste Woche kann für Sie beide eine intensive Lernerfahrung sein, deshalb wäre es hilfreich, wenn Sie sich ausreichend Zeit nähmen, um sich und Ihr Kind ungestört durch diese wichtige Anfangsphase zu manövrieren. Ihr Kleines benötigt verständlicherweise etwas Anleitung und viel Unterstützung von Ihnen, während es die neue Fertigkeit lernt. Dabei reicht die praktische Hilfe allein nicht aus, es braucht auch Ihren seelischen Beistand, damit es sich motiviert und voller Selbstvertrauen an das Töpfchentraining heranwagt.

Die ersten Tage ohne Windeln

Sie haben Ihr Kind auf das Töpfchentraining vorbereitet, Ihren Terminkalender für die nächsten Tage frei gehalten und nun ist der Zeitpunkt gekommen, es erstmals ohne Windeln zu probieren. Egal wie aufgeregt Sie sind, lassen Sie es sich nicht anmerken. Bleiben Sie ruhig und sachlich, loben Sie Ihr Kind und ermutigen Sie es immer wieder, damit das Training möglichst positiv verläuft.

Ihre Rolle

Ihr Kind mag zwar bereit sein fürs Töpfchen, aber das heißt nicht, dass es damit alleine klarkommt. Sehr wahrscheinlich werden Sie es anfangs daran erinnern müssen, aufs Klo zu gehen, und ihm beim An- und Ausziehen sowie beim Abwischen helfen müssen.

Es ist wichtig, dass auch Sie sich bereit fühlen. Entscheiden Sie sich zu Beginn für eine Vorgehensweise. Möchten Sie selbst aktiv werden und Ihr Kind regelmäßig aufs Töpfchen setzen, damit es sich daran gewöhnt? Oder soll es die Dinge selbst in die Hand nehmen, etwa indem Sie ihm lediglich sagen, dass das Töpfchen da ist, wozu es gut ist und dass es sich draufsetzen kann, wann immer es möchte? Welchen Ansatz Sie auch wählen, bleiben Sie flexibel. Mag Ihr Kind nicht aufs Töpfchen, wenn Sie es ihm sagen, sollten Sie ihm vielleicht etwas mehr Eigenständigkeit zugestehen. Wenn Sie ihm das Töpfchen gezeigt haben und die Zeit vergeht, ohne dass es Anstalten macht, es zu benutzen, könnten Sie beispielsweise eine »Töpfchenzeit« einführen – eventuell braucht es nur einen kleinen Anstoß.

Gut vorbereitet

Wenn Ihr Kind anfängt, das Töpfchen zu benutzen, sollten Sie gut vorbereitet sein. Dazu gehört vor allem ein ausreichender Vorrat an Unterhosen, weil es auf dem Weg zur Sauberkeit viele Pannen geben wird.

Ein Belohnungssystem macht sich erst in einer späteren Phase bezahlt, wenn der erste Enthusiasmus abflaut und etwas mehr Ermutigung vonnöten ist. Sie können aber dennoch schon jetzt darüber nachdenken, ob Sie einen Anreiz einsetzen möchten, und wenn ja, in welcher Form.

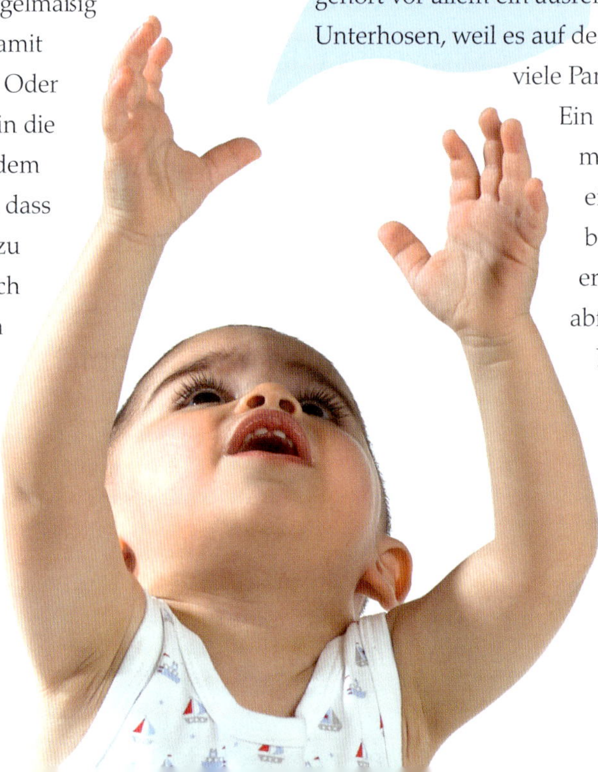

Jetzt geht's los

Erzählen Sie Ihrem Kind, dass es heute keine Windel tragen wird, sondern Unterhosen für »große« Kinder (vielleicht auch Trainerhosen, siehe Kasten rechts). Wenn es sie selbst hochziehen möchte, umso besser, das bestärkt es in seiner Selbstständigkeit. Versichern Sie ihm jedoch, dass Sie bereitstehen, falls es Hilfe braucht.

Sagen Sie ihm, dass es versuchen soll, Ihnen mitzuteilen, wenn es groß oder klein muss, damit Sie schnell sein Töpfchen holen können. Eventuell sollten Sie mehrere davon im Haus haben, sodass immer eines in der Nähe steht.

Die ersten Versuche lassen wahrscheinlich zu wünschen übrig. Gehen Sie Ihrem Kind dabei notfalls zur Hand.

Da Windeln heutzutage so saugfähig sind, wird Ihr Kleines vermutlich gar nicht wissen, dass Pipi aus seinem Körper kommt, bis es ihm zum ersten Mal am Bein herabläuft! Wenn das Wetter mitspielt, können Aktivitäten im Freien in den ersten Tagen den Stress des häufigen Aufwischens erheblich verringern. Falls Sie einen Garten haben, nehmen Sie das Töpfchen einfach mit ins Freie und sagen Sie Ihrem Kind, dass es bereitsteht, wenn es mal muss.

Wenn Sie tagsüber mit dem Töpfchentraining beginnen, sollte Ihr Kind zunächst in der Nacht weiterhin eine Windel tragen.

Trainerhosen

Wenn Sie nicht dazu bereit sind, die Windeln von einem Tag auf den anderen knallhart wegzulassen, lässt sich das Töpfchentraining mit Trainerhosen (S. 21) etwas behutsamer gestalten.

Trainerhosen sehen aus wie normale Unterhosen und haben saugfähige Einsätze, die kleine Pannen verhindern. Die Trainerhosen gibt es in verschiedenen Ausführungen, sie können wasserdicht oder wasserdurchlässig sein. Manche bestehen sogar ganz aus Windelmaterial, sodass Ihrem Kind die Umstellung besonders leicht gemacht wird. Der Nachteil ist, dass das Kleine nicht deutlich spürt, wenn es nass wird. Dadurch dauert es länger, bis es eine Verbindung zwischen Harndrang und der Benutzung des Töpfchens herstellt. Schlimmstenfalls hat es nach wie vor das Gefühl, eine Windel zu tragen, und nur wenig Lust, sich mit dem Töpfchen abzuplagen.

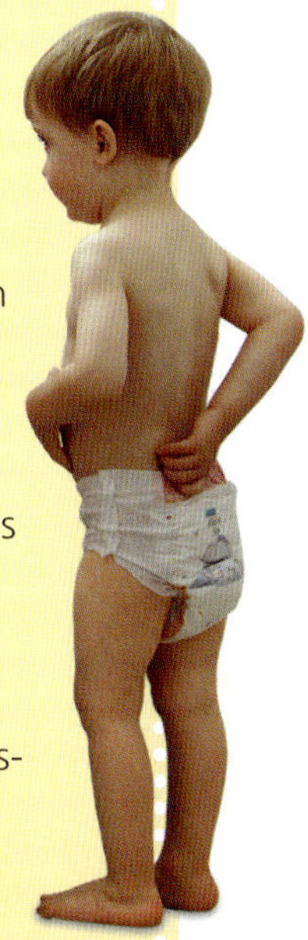

Sie können vorübergehend verschiedene Modelle benutzen, vielleicht die wasserdurchlässigen zu Hause und die wasserdichten Hosen für unterwegs. Allerdings besteht die Gefahr, Ihr Kind damit durcheinanderzubringen und das Sauberwerden zu verzögern.

Hilfe und Ermutigung

Achten Sie besonders aufmerksam auf Anzeichen dafür, dass Ihr Kind zur Toilette muss. Oft ist es so beschäftigt und abgelenkt, dass es ihm schwerfällt, seine Aktivitäten zu unterbrechen, um aufs Töpfchen zu gehen. Vor allem zu Beginn des Trainings erkennt es das Gefühl zu müssen vielleicht noch gar nicht als solches. Sich winden, umherhüpfen, die Beine zusammenpressen oder sich nicht mehr auf etwas konzentrieren zu können sind dann ganz typische Anzeichen dafür, dass es für Sie höchste Zeit wird, einzuschreiten und Ihr Kleines aufs Töpfchen zu setzen.

Loben Sie es in der ersten Zeit ausgiebig, wenn es aufs Töpfchen geht oder es zumindest versucht. Machen Sie kein Aufheben um kleine Missgeschicke. Wischen Sie auf, ziehen Sie Ihrem Kind neue Kleidung an und trösten Sie es damit, dass es ja beim nächsten Mal versuchen kann, rechtzeitig aufs Töpfchen zu kommen. Halten Sie es dazu an, Ihnen gleich zu sagen, wenn es in die Hose gemacht hat. So entwickelt es ein Bewusstsein dafür, ob es ein großes oder ein kleines Geschäft gemacht hat.

Töpfchenhygiene

Das kleine Geschäft lässt sich leicht ins Klo schütten. Etwas schwieriger gestaltet sich dagegen die Beseitigung eines großen Geschäfts. Am besten geht es, wenn Sie vorher Klopapier ins Töpfchen legen. Vergessen Sie nie, das Töpfchen hinterher auszuspülen. Machen Sie sich darauf gefasst, dass Ihr Kind seinen Kot anfassen möchte. Es ist fasziniert von dem, was aus seinem Körper kommt, und möchte es, wie alles andere auch, erkunden! Lassen Sie sich nicht anmerken, wie angeekelt Sie sind, sondern sagen Sie ihm ganz freundlich, dass es besser nicht mit seinem Kot spielen sollte. Waschen Sie ihm danach die Hände, als hätte es sich »ganz normal« schmutzig gemacht.

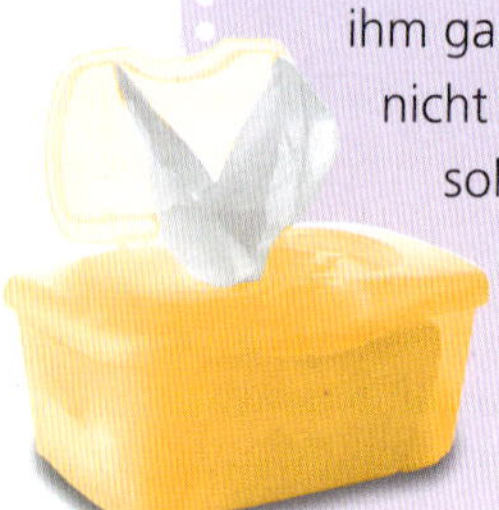

»Unfälle« gehören am Anfang einfach dazu. Bleiben Sie locker und nehmen Sie es mit Humor!

Das kommt auf Sie zu

Am besten Sie akzeptieren, dass »Unfälle« ein ganz normaler Teil des Sauberkeitstrainings sind. Tatsächlich helfen sie Ihrem Kind, die Empfindung des Müssens mit der Aktion des Toilettengangs zu verbinden, sodass es von Mal zu Mal schneller aufs Töpfchen geht.

Kleine Kinder urinieren etwa alle zwei Stunden, also etwa vier bis acht Mal pro Tag. Stuhlgang haben Sie ein- bis zweimal täglich. Zu Beginn des Trainings ist es sehr unwahrscheinlich, dass Ihr Sprössling es zuverlässig jedes Mal rechtzeitig aufs Töpfchen schafft.

Aber wie bei jeder anderen Fertigkeit, die Ihr Kind erlernt, geben ihm Fehler die Möglichkeit zu ergründen, warum etwas passiert ist und was zu tun ist, um den Patzer nicht zu wiederholen. So frustrierend das auch für Sie sein mag, reagieren Sie nie wütend und machen Sie kein großes Drama daraus. In Kapitel fünf (ab S. 59) finden Sie jede Menge Tipps, wie man mit »Unfällen« umgeht.

Hilfreiche Tipps

Achten Sie gut auf mögliche Anzeichen, dass Ihr Kind zur Toilette muss, etwa wenn es auf und ab hüpft oder herumzappelt. Außerdem sollten Sie:

- ihm Hosen mit Gummibund anziehen.
- nicht bei der ersten Hürde aufgeben und wieder zu Windeln zurückkehren.
- Personen, die sich regelmäßig um Ihr Kind kümmern, über Ihr Vorgehen informieren.

Direkt auf die Toilette?

Manche Eltern beschließen, das Töpfchen auszulassen und ihr Kind direkt an die Toilette zu gewöhnen, sobald es so weit ist. Das kann durchaus gut funktionieren, dennoch hat das Töpfchen in den ersten Monaten gegenüber der Toilette einige Vorzüge, die man nicht außer Acht lassen sollte. So ist es beispielsweise transportabel. Sie können es überall dort aufstellen, wo sich Ihr Kind gerade aufhält, es sogar direkt unter seinem Hinterteil platzieren, wenn Not am Mann ist. Natürlich lässt es sich auch auf Autofahrten, bei Familienbesuchen oder Ausflügen mitnehmen.

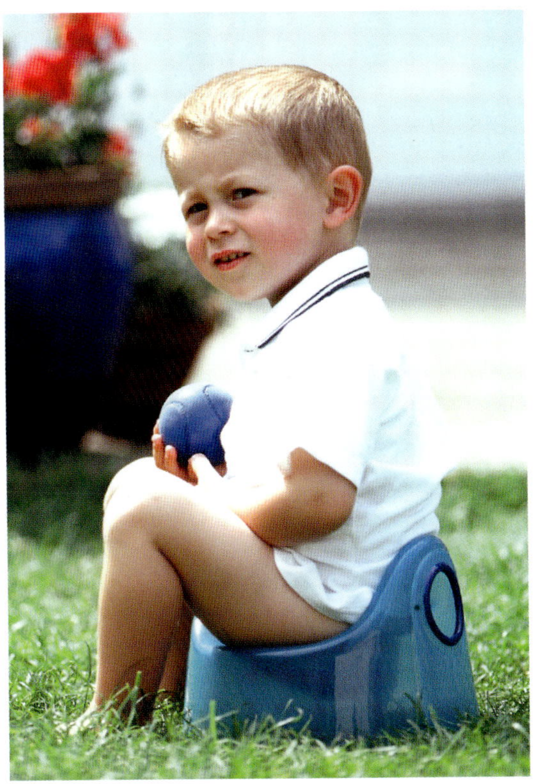

Fast alle kleinen Kinder empfinden den Topf weniger Respekt einflößend als die Toilette. Gewöhnt sich Ihr Kind nur schwer an neue Dinge, ist das Töpfchen ein behutsamerer Anfang. Und ganz pragmatisch gesprochen kann das Kleine seine Geschäfte in der hockenden Position auf dem Töpfchen viel leichter erledigen.

Letztendlich müssen Sie entscheiden, was für Sie und Ihr Kind am besten passt. Wenn Sie den Eindruck haben, dass es gern die Toilette benutzen möchte, ist vielleicht ein spezieller Toilettensitz für Kinder (S. 21) eine gute Alternative.

Trocken und sauber bleiben

Sie haben den richtigen Moment abgepasst und mit dem Sauberkeitstraining begonnen. Ihr Kind sauber und trocken zu halten ist ein Ziel, das Sie nicht auf Anhieb erreichen – es braucht seine Zeit.

Die drei Phasen des Sauberkeitstrainings

1

Den Harn- oder Stuhldrang rechtzeitig wahrzunehmen ist der erste Schritt, um sauber und trocken zu bleiben. Helfen Sie Ihrem Kind, indem Sie es im günstigen Moment auf den Topf setzen, z. B. nach dem Essen oder Mittagsschlaf. Dadurch lernt es, die Sitzung mit dem Entleeren von Blase oder Darm in Verbindung zu bringen.

2

Ihr Kind beginnt allmählich, ein Gefühl für das Bedürfnis zu entwickeln, Blase und Darm zu entleeren, und lässt Sie wissen, wann es den Topf benutzen möchte. Da es noch nicht gelernt hat, längere Zeit einzuhalten, sollten Sie rasch handeln, wenn es danach verlangt!

Wie lange dauert das Sauberkeitstraining?

Es gibt keine Richtwerte für die Dauer des Sauberkeitstrainings. Es heißt, dass Mädchen die Grundlagen schneller begreifen als Jungen (S. 43), doch in der Regel gibt Ihr Kind das Lerntempo vor. Manche Kinder haben den Bogen schnell raus und das Ziel des Sauberkeitstrainings mehr oder weniger schon nach einer Woche erreicht. In der Regel sollte man jedoch mehrere Monate oder länger veranschlagen. Trocken zu bleiben ist ein Prozess, der Übung erfordert und in Phasen erfolgt (siehe oben). Ihr Kind braucht Zeit, um Erfahrungen zu sammeln und das Töpfchen in verschiedenen Situationen auszuprobieren, bevor es die volle Kontrolle über Blase und Schließmuskel erlangt. Wenn Sie sich die Entwicklungsschritte während des Sauberkeitstrainings bewusst machen, können Sie in jeder Phase angemessene Unterstützung bieten und das Selbstvertrauen Ihres Kindes stärken.

Was kommt zuerst?

Die Reihenfolge, in der Ihr Kind Blase und Darm zu kontrollieren lernt, kann variieren, aber die Darmkontrolle beginnt oft früher. Eine gesunde Kost unterstützt die regelmäßige Darmentleerung. Der Stuhlverhalt bis zum Erreichen des Töpfchens ist außerdem leichter, während es eine Herausforderung sein kann, dem Harndrang zu widerstehen.

3

Sobald Blase und Schließmuskel stärker werden und das Aufnahmevolumen der Blase wächst, lassen sich kleines und großes Geschäft lange genug einhalten, um den Topf zu holen bzw. alleine dorthin zu gelangen und sich auszuziehen. Je nach Alter wird es einige Monate dauern, bis diese Phase erreicht ist.

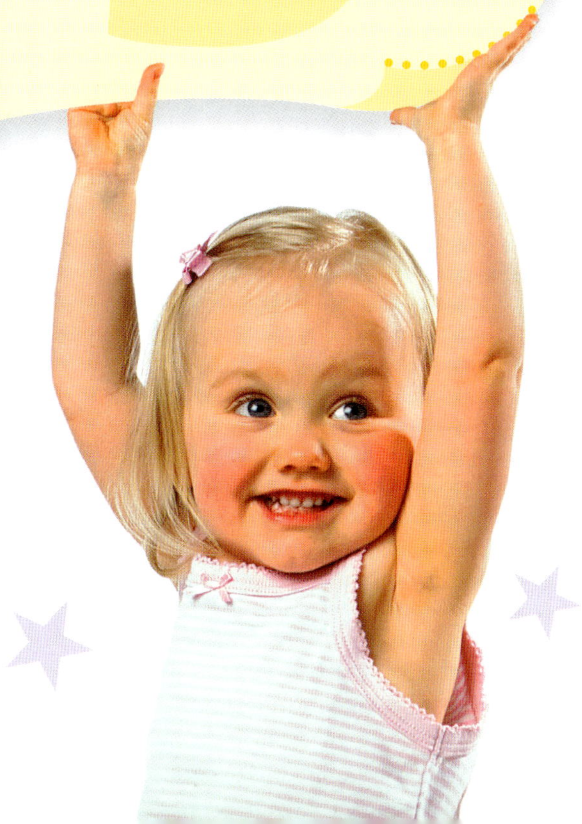

Trocken während des Mittagsschlafs

Sie überlegen vielleicht, Ihrem Kind zum Mittagsschlaf eine Windel anzulegen, oder hoffen auf das Beste. Die Windel leuchtet ein – Sie erwarten ja auch nicht, dass es nachts trocken bleibt –, doch der Mittagsschlaf beschränkt sich meist auf wenige Stunden – eine Zeitspanne, die Ihr Kind vermutlich schon trocken überstehen kann. Die Windel kann verwirrend sein und die mühevoll erzielten Fortschritte untergraben.

Um Missgeschicke zu vermeiden, setzen Sie Ihr Kind vorher auf den Topf. Eine Plastikunterlage unter dem Laken erleichtert die Reinigung der Bettwäsche. Wenn Sie mit dem Buggy oder Auto unterwegs sind, schieben Sie Ihrem Kind ein Handtuch oder eine saugfähige Unterlage unter, sobald es eingeschlafen ist.

Wie bei allen Pannen sollten Sie auch jetzt kein Aufheben machen oder sich Ärger anmerken lassen. Das gilt besonders für das Nickerchen am Nachmittag, denn im Schlaf trocken zu bleiben entzieht sich der Kontrolle Ihres Kindes (S. 75 ff.). Wechseln Sie Kleidung und Bettwäsche ohne viel Tamtam und versichern Sie ihm, dass es im Lauf der Zeit lernen wird, trocken zu bleiben.

Jungen und Mädchen

Zeigen Sie Ihrer Tochter oder

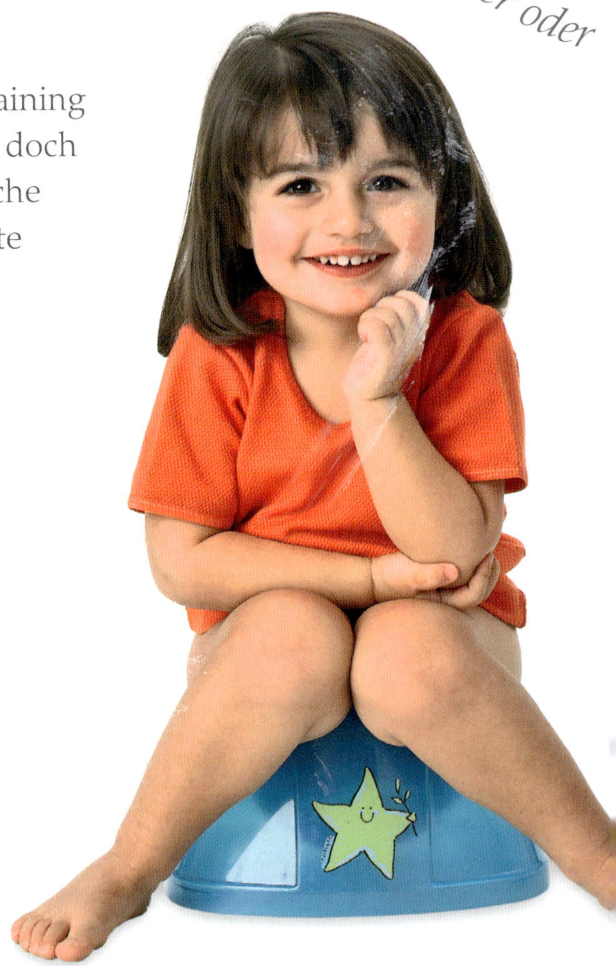

Die meisten Tipps zum Sauberkeitstraining sind für Jungen und Mädchen gleich, doch Sie sollten einige geschlechtsspezifische Unterschiede beachten, um bestimmte Probleme und Fallen zu vermeiden.

Tipps für Mädchen

Achten Sie darauf, dass Ihre Tochter auf dem Topf weit genug hinten sitzt, um zu vermeiden, dass Kleidung und Schuhe nass werden. Hose und Schlüpfer sollte sie bis zu den Knöcheln hinunterschieben oder ganz ausziehen, dann stören sie nicht. Wenn die Kleine im Garten oder Park Pipi machen muss, kann es schwierig sein, sich so hinzuhocken, dass die Kleidung nicht nass wird. Sie sollten dabei also Hilfestellung geben.

Sich im Anschluss zu säubern ist eine Kunst, die zu beherrschen Zeit in Anspruch nehmen kann. Oft ist es einfacher und weniger entmutigend, wenn Sie Ihrer Tochter anfangs dabei zur Hand gehen. Wenn sie es selber machen will, sollte sie lernen, sich immer von vorne nach hinten abzuwischen, auch nach einem kleinen Geschäft. Damit lässt sich vermeiden, dass Bakterien vom After in die Scheide gelangen, was zu einer Harnwegsinfektion führen kann (S. 93). Erinnern Sie Ihr Kind regelmäßig daran, damit es sich das fest einprägt. Schlagen Sie vor, das Ergebnis kurz zu überprüfen, um sicherzugehen, dass sie sauber und trocken ist, und notfalls nachzuhelfen.

Tipps für Jungen

Für Jungen ist es meist einfacher, in den Topf statt vor der Toilette stehend Pipi zu machen, was zusätzliche Fähigkeiten erfordert und beunruhigend sein kann. Ein Topf mit Spritzschutz ist ideal, aber Sie sollten Ihren Sohn trotzdem daran erinnern, den Penis dabei nach unten zu richten, oder ihm anfangs dabei helfen. Viele Kinder verspüren beim Wasserlassen gleichzeitig das Bedürfnis, ein großes

Ihrem Sohn, wie Sauberkeitstraining geht.

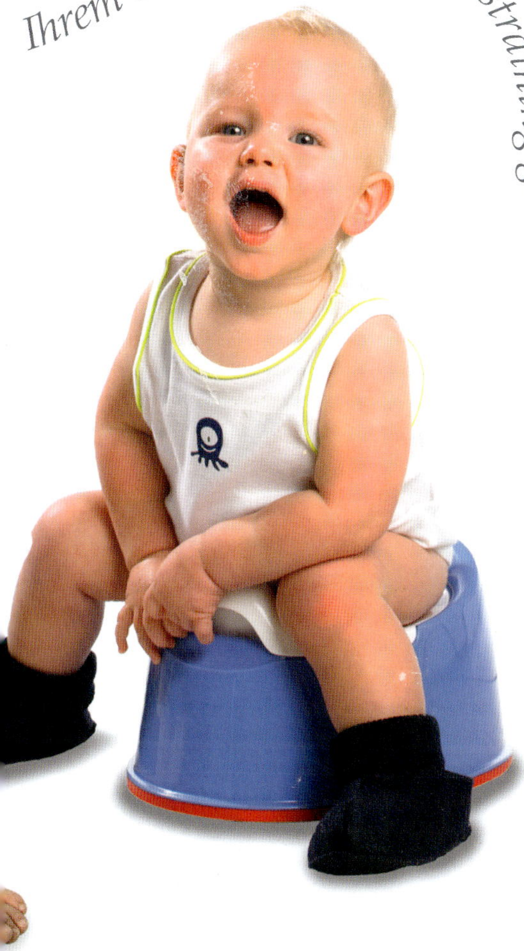

Geschäft zu verrichten, was zusätzlich dafür spricht, auf dem Topf zu sitzen, statt vor der Toilette zu stehen, bis Ihr Sohn zwischen Harn- und Stuhldrang unterscheiden kann. Es gibt jedoch Tricks, die ihm das Zielen erleichtern, wenn er sich lieber vor die Toilette stellt (S. 49).

Ihr Sohn wird dankbar sein, wenn Sie ihm zunächst das Säubern abnehmen oder nachwischen, falls er es selbst versuchen möchte.

Sind Mädchen beim Sauberkeitstraining schneller als Jungen?

Mädchen scheinen die Grundregeln des Sauberkeitstrainings einige Monate früher zu beherrschen. Es gibt keinen definitiven Grund, warum Jungen diesen Meilenstein in der Entwicklung oft langsamer erreichen, aber einige Faktoren, die dazu beitragen könnten.

Experten weisen darauf hin, dass Mädchen in der Regel eher Kontakte knüpfen und ihre Sprachfähigkeit entwickeln als Jungen. Das fördert ein früheres Verständnis der Lernschritte und die Fähigkeit, ihre Bedürfnisse zu kommunizieren. Jungen scheinen außerdem umtriebiger zu sein, sodass Sitzungen auf dem Topf oft wenig reizvoll erscheinen.

Mütter sind oft die primären Bezugspersonen und ein konstantes Rollenmodell für ihre kleinen Töchter. Jungen mögen die anatomischen Merkmale in diesem Alter nur am Rande wahrnehmen, aber sie orientieren sich vielleicht eher an Papa als an Mama. Und da sie die Option haben, im Sitzen oder Stehen Pipi zu machen, müssen sie über ihre Wahl nachdenken, was Verwirrung auslösen kann.

Hilfestellung

Bis Sie der Windel endgültig Ade sagen können, brauchen Sie gute Nerven. Lassen Sie sich Ihre Frustration nicht anmerken und beurteilen Sie die Fortschritte Ihres Kindes realistisch. Nur Mut, denn Sie haben viele Möglichkeiten, um es auf seinem Weg zum Erfolg zu unterstützen.

Geduld ist alles

Gehen Sie möglichst emotionslos an das Sauberkeitstraining heran. Wenn Ihr Kind spürt, wie dringend Sie ihm den Erfolg wünschen, fühlt es sich unter Druck gesetzt, was sich hemmend auswirkt und es davon abhält, es weiterhin zu versuchen. Loben Sie es, wenn es den Topf benutzt oder danach verlangt, es aber nicht rechtzeitig schafft. Bleiben Sie sachlich: Geben Sie ihm einen Kuss, sagen Sie: »Gut gemacht!« oder zeigen Sie, dass Sie seine Fortschritte zu würdigen wissen. Sie ermutigen es am besten, wenn Sie geduldig und positiv reagieren, ungeachtet dessen, wie oft ihm während des Trainings ein Missgeschick unterläuft.

Gehen Sie davon aus, dass Sie anfangs oft Hilfestellung leisten müssen.

Beurteilen Sie realistisch, was Ihr Kind zu welchem Zeitpunkt bewältigen kann. Die Sauberkeitserziehung ist eine Herausforderung: Ihr Kind muss nicht nur lernen, ein dringendes Bedürfnis zu erkennen, sondern auch rechtzeitig auf den Topf gelangen, mit Kleidung und der neuen Unterwäsche zurechtkommen, sich anschließend säubern, wieder anziehen und die Hände waschen. Bleiben Sie in der Nähe, um notfalls einzugreifen:

Achten Sie auf Anzeichen, dass Ihr Kind den Topf benötigt, helfen Sie beim Hoch- und Herunterziehen der Kleidung und beim Abwischen. Wenn Ihr Kind mit den Handgriffen vertraut ist, wird es sie zunehmend besser beherrschen, doch wenn Sie ihm bis dahin zur Seite stehen, fühlt es sich weniger überfordert und entmutigt.

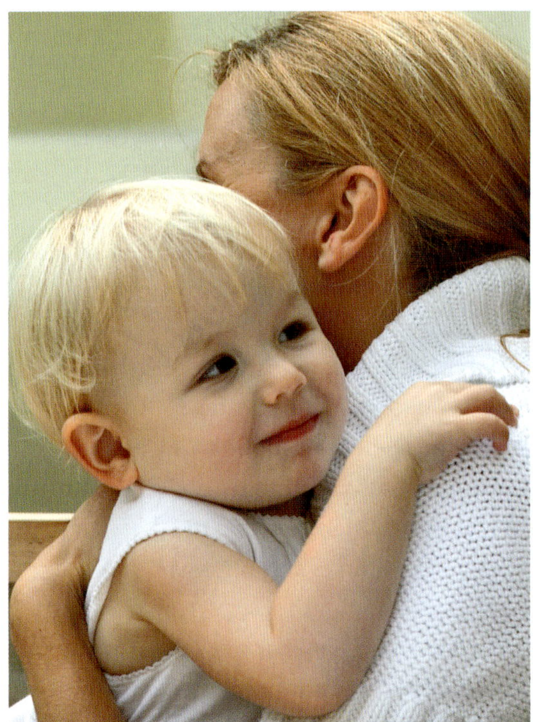

Nehmen Sie Missgeschicke gelassen hin (S. 60 ff.). Ihr Kind soll keine Schuldgefühle bekommen. Säubern Sie es ruhig, helfen Sie ihm beim Umziehen und machen Sie ihm Mut: »Keine Sorge, Schatz, nächstes Mal klappt es besser.«

Was Sie vermeiden sollten

Ihr Kind erwirbt neue Fähigkeiten, was stressreich sein kann. Außerdem ist es in diesem Alter auf Unabhängigkeit bedacht und Druck von Ihnen kann zu Machtkämpfen führen.

Eltern tauschen sich gerne über die Fortschritte ihres Kindes beim Sauberkeitstraining aus und finden in Menschen mit gleichaltrigen Kindern die perfekten Zuhörer und Leidensgenossen. Wenn Sie im Beisein Ihres Kindes über seine Fortschritte oder Missgeschicke diskutieren, könnte es sich als Versager fühlen und das Sauberkeitstraining als belastende Aufgabe empfinden. Verzichten Sie darauf, das Thema anzuschneiden. Vermeiden Sie Druck. Die Toilette zu benutzen ist ein natürlicher Akt, der nicht auf Kommando erfolgt.

Wenn Ihr Kind fürchtet, Ihren Anforderungen nicht gerecht zu werden, wird es verunsichert, was zu weiteren Missgeschicken oder Stuhlverhalt und Verstopfung führen kann (S. 92). Bestrafen Sie es nicht, selbst wenn Sie Eigensinn dahinter vermuten. Wut ist kontraproduktiv: Sie verschärft die Situation und leistet negativen Assoziationen im Zusammenhang mit dem Topf Vorschub. Lassen Sie Ihr Kind auch nicht so lange sitzen, bis es Erfolg hatte. Das könnte als Strafe gedeutet werden und Widerwillen oder Angst vor dem Topf auslösen.

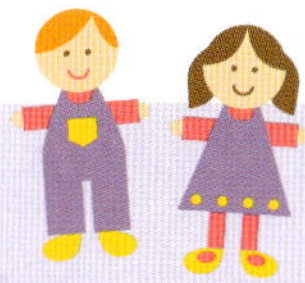

Mit Belohnungen arbeiten

Der Einsatz eines Belohnungssystems bei Erfolgen auf dem Töpfchen ist umstritten. Manche sehen darin eine Hilfe, wenn die anfängliche Begeisterung abgeklungen ist, während andere fürchten, einen Präzedenzfall zu schaffen, der das Gefühl des Versagens untermauert, wenn das »Ziel« nicht erreicht wird. Ihr Kind reagiert auch auf subtile Ermutigungen, deshalb sollten Sie mit handfesten Belohnungen noch warten. Ein Lob kann Wunder wirken und manchmal reicht es aus. Wecken Sie in Ihrem Kind den Wunsch, etwas alleine zu schaffen, wie Toilettenpapier abrollen oder den Töpfcheninhalt in die Toilette kippen (nicht aufregen, wenn es danebengeht!).

Manche Kinder reagieren am besten auf ein Belohnungssystem, wie Sternchen-Sammelkarten. Lassen Sie Ihr Kind ein Sternchen auswählen und aufkleben. Nach einer bestimmten Anzahl winkt eine Belohnung. Das kann auch ein Telefonat mit den Großeltern sein. Belohnungen sollten unmittelbar erfolgen, damit Ihr Kind sie einem bestimmten Verhalten zuordnen kann. Machen Sie klar, worin die Belohnung besteht, damit keine anderen Wünsche geäußert werden, und halten Sie Maß, vor allem, wenn die Belohnung essbar ist.

Die Motivation Ihres Kindes

Eltern und Kind müssen gleichermaßen motiviert sein, um den Erfolg des Sauberkeitstrainings zu gewährleisten. Im Gegensatz zu anderen Fähigkeiten wie krabbeln sind die Vorteile vielleicht nicht auf Anhieb offenkundig, also sollten Sie dafür sorgen, dass Ihr Kind sie erkennt. Arbeiten Sie nicht nur mit äußeren Motivationsfaktoren wie Lob, sondern auch an der inneren Motivation, indem Sie z. B. sein Selbstvertrauen generell und den Wunsch stärken, groß zu sein.

Routine

Wenn Ihr Kind weiß, was man von ihm erwartet, wird es zuversichtlich sein, jeden Schritt meistern zu können, und die Routine beruhigend finden. Sprechen Sie die Abfolge mit ihm durch – auf Topf oder Toilette gehen, abwischen, Toilettenspülung betätigen, Hände waschen.

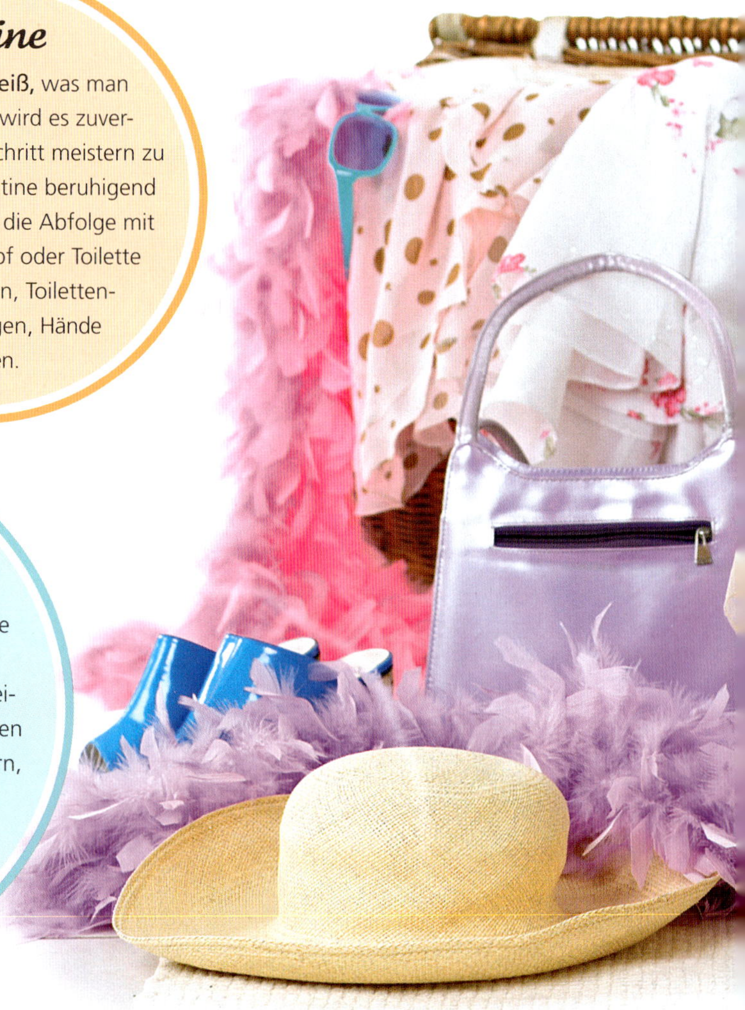

Was könnte Ihr Kind motivieren?

Ihr Kind mag physisch imstande sein, neue Fähigkeiten zu erlernen, doch es fehlt die Motivation. Was treibt Ihr Kind an? Bei Zweijährigen vielleicht der Wunsch, wie die großen Geschwister oder wie Sie zu sein. Bei Kindern, die nach Anerkennung streben, oder bei Dreijährigen, die einen Motivationsschub brauchen, könnte das ein greifbares Belohnungssystem sein.

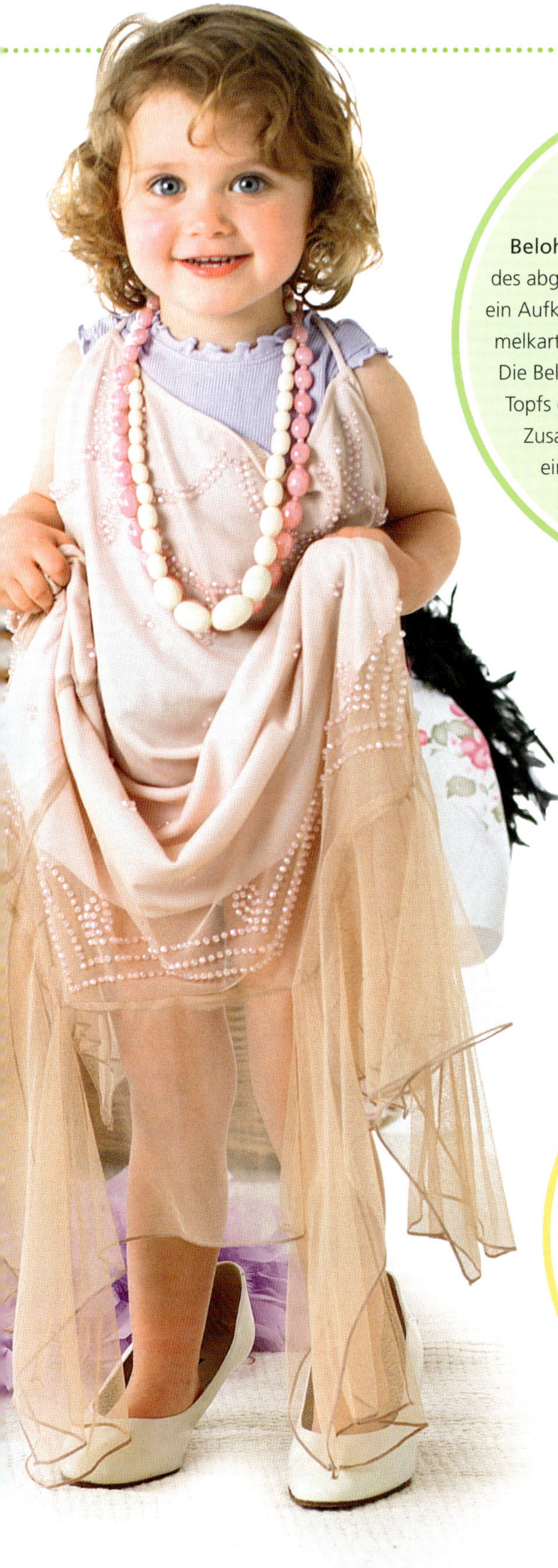

Wie Belohnung funktioniert

Belohnungen sollten auf das Alter des Kindes abgestimmt sein. Bei jüngeren Kindern kann ein Aufkleber genügen oder eine Sternchen-Sammelkarte in Sichtweite, um den Erfolg zu loben. Die Belohnung sollte gleich nach Benutzen des Topfs erfolgen. Ältere Kinder brauchen einen Zusatzanreiz, z. B. bei voller Sammelkarte ein Verwöhnwochenende, Spielplatzbesuch, ein kleines Buch oder Süßes.

Hilfestellung

Kinder lernen durch Versuch und Irrtum. Eltern müssen erkennen, wann sie sich zurückhalten und ihr Kind gewähren lassen sollten und wann es Hilfestellung braucht, um Frustrationsaufbau und Motivationsverlust vorzubeugen.

Erfolgserlebnis

Das Sauberkeitstraining besteht aus vielen kleinen Schritten. Sie zu meistern ist befriedigend und motivierend. Probleme in einem Bereich können Ihr Kind aber aus dem Konzept bringen. Vergewissern Sie sich, dass es Händewaschen, Abwischen und Anziehen beherrscht, damit sein Selbstbewusstsein nicht leidet.

Toilettenbenutzung

Wenn Ihr Kind gelernt hat, den Topf erfolgreich zu benutzen, sollten Sie es ermutigen, die Toilette auszuprobieren. Vielleicht verlangt es auch von selbst danach oder hat von Anfang an mehr Interesse daran gezeigt. Anfangs gilt es, ein paar Dinge zu beachten, um diesen Lernschritt bequem und einfach zu gestalten. Wenn der Übergang zum Kindergarten bevorsteht, ist es besonders nützlich zu lernen, wie man die Toilette benutzt.

Was Sie beachten sollten

Die Toilettenschüssel kann in den Augen von Kindern riesig sein. Manche fürchten panisch hineinzurutschen (siehe Kästchen gegenüber), und die Angst, vom »Thron« herunterzufallen, ist nicht ganz unbegründet. Hilfsmittel wie Kindertoilettensitz (S. 21) und Plastikschemel oder -treppe beugen »Unfällen« vor und tragen dazu bei, die Sitzung zu einer sicheren und entspannenden Erfahrung zu machen. Der Sitz sollte gut befestigt sein, da eine wackelige Vorrichtung das Hinsetzen erschwert und Ihrem Kind zusätzliche Sorgen bereitet. Die Plastiktreppe bietet beim Hinaufklettern einen stabilen Halt für die Füße, dient während der Sitzung als zusätzliche Stütze und fördert das Gefühl der Sicherheit und Entspannung, sodass sich Ihr Kind auf sein Geschäft konzentrieren kann. Wenn Jungen beginnen, im Stehen Pipi zu machen, dient die Treppe als erhöhte Standfläche.

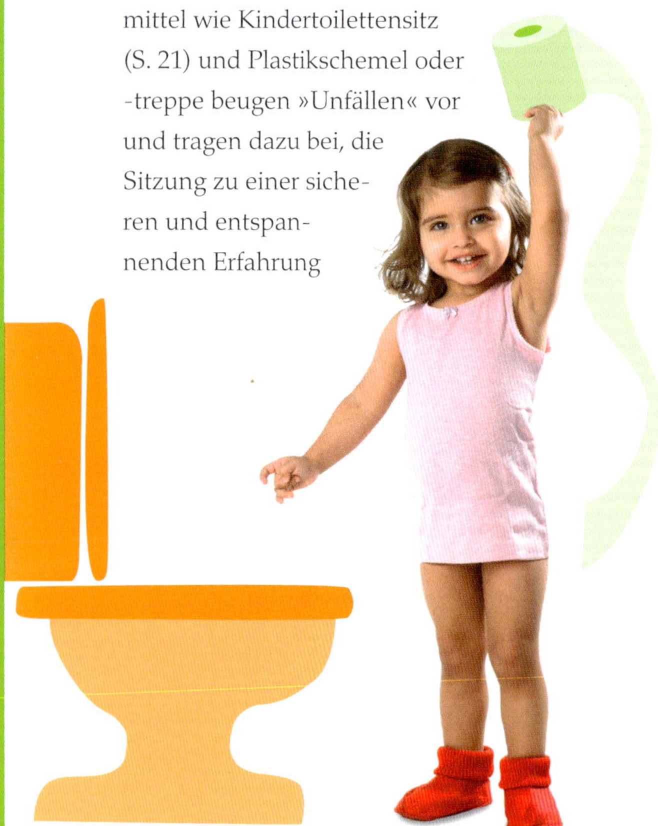

Ein natürlicher Übergang

Ihr Kind braucht vielleicht Hilfe, um die Toilette als nächsten Lernschritt zu begreifen. Ermutigen Sie es, sich probeweise auf die Brille zu setzen, damit es sich an die Höhe gewöhnt. Lesen Sie ihm während der Sitzung etwas vor. Zeigen Sie ihm, dass hier der Inhalt des Töpfchens entsorgt wird, um den Sinn der Toilette begreiflich zu machen.

Halten Sie das Toilettenpapier in Reichweite und zeigen Sie Ihrem Kind, wie es die Spülung betätigt, sobald es fertig ist, und sich am Waschbecken die Hände wäscht.

Im Stehen Pipi machen

Viele Jungen ziehen es zunächst vor, auch auf der Toilette im Sitzen Pipi zu machen. Irgendwann (wenn sie zwischen Harn- und Stuhldrang unterscheiden können) möchten sie vielleicht lieber stehen wie Papa oder die großen Jungen. Achten Sie von Anfang an darauf, dass Ihr Sohn lernt, die Toilettensitzbrille hoch- und wieder herunterzuklappen, wenn er fertig ist. Vergewissern Sie sich, dass der Toilettensitz oben bleibt, um zu vermeiden, dass er von alleine herunterfällt und Ihr Kind erschrickt oder gar verletzt wird.

Erzwingen Sie nichts, falls Ihr Sohn sich weigert, im Stehen Pipi zu machen. Er braucht seine Zeit dazu.

Treffsicherheit bei der Toilettenbenutzung erfordert Geschick. Stellen Sie sich also darauf ein, dass Sie in der Übungsphase viel Klopapier brauchen und häufiger den Fußboden wischen müssen. Um das »Zielbewusstsein« zu fördern, legen Sie ein Blatt Toilettenpapier in die Kloschüssel oder einen Tischtennisball – das macht noch mehr Spaß. Bewahren Sie Geduld, wenn Ihr Sohn wiederholt daneben trifft. Erinnern Sie ihn sanft daran, den Boden der Toilettenschüssel anzupeilen.

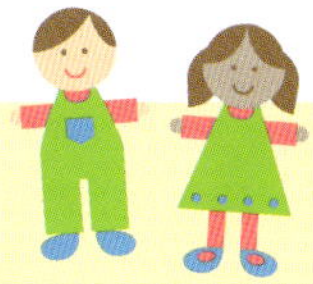

Ängste überwinden

Die mit der Toilettenbenutzung verbundenen Ängste sind für Kinder ganz real und abschreckend.

Sie fürchten, hineinzufallen oder von der Spülung mitgerissen zu werden. Sie empfinden den Abtransport der Ausscheidungen, die sie als Teil ihres Körpers betrachten, als Verlust. (Deshalb landet das große Geschäft oft nach wie vor in der Windel.) Nehmen Sie die Ängste ernst und gewöhnen Sie Ihr Kind schrittweise an das WC. Üben Sie mit ihm, sich zunächst auf den Deckel und danach angezogen auf die Brille zu setzen. Legen Sie sich eventuell einen WC-Sitz mit integriertem Kindersitz zu, der fest installiert und von Ihrem Kind jederzeit benutzbar ist.

Falls Ihr Kind das Geräusch der Spülung oder den Abtransport der Ausscheidungen beängstigend findet, gewöhnen Sie es behutsam daran. Gestatten Sie ihm, das Badezimmer zunächst zu verlassen, wenn Sie spülen. Danach ermutigen Sie es, an der Tür stehen zu bleiben. Ermuntern Sie es, schrittweise näher zu kommen, bis es den Ablauf des Prozesses unmittelbar verfolgen kann und bereit ist, es selbst auszuprobieren.

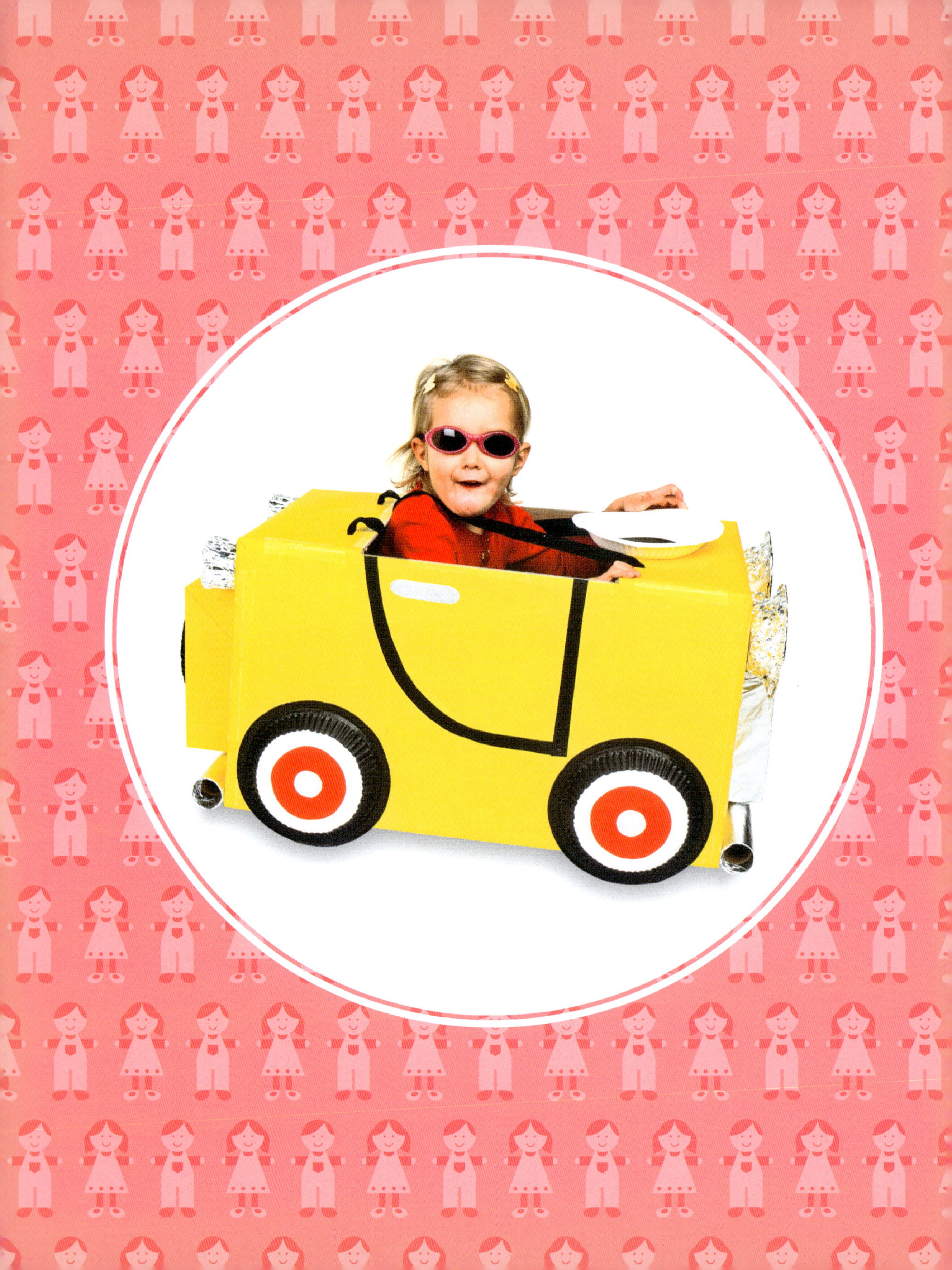

4

Unterwegs

Das Sauberkeitstraining läuft wie am Schnürchen und verleiht Ihren Ausflügen eine neue Dimension. Vielleicht würden Sie anfangs lieber zu Hause auf vertrautem Terrain bleiben, doch irgendwann müssen Sie den Schritt in die große weite Welt wagen. Atmen Sie tief durch, wenn Sie die Sicherheit Ihrer vier Wände und des eigenen WCs verlassen. Es wird schwierige Momente geben, aber vielleicht werden Sie überrascht feststellen, wie schnell Sie und Ihr Kind sich an die Toilettenbedürfnisse außer Haus anpassen. Es wird nicht lange dauern, bis Ihnen die Kunst der Routenplanung, Packerei und Toilettenpausen in Fleisch und Blut übergegangen ist.

Woran Sie denken sollten

Zu Beginn des Sauberkeitstrainings scheint es einfacher zu sein, Ausflüge mit Ihrem Kind einzuschränken. Missgeschicke kommen vor, doch mit sorgfältiger Planung und Vorbereitung lässt sich ein Ausflug ohne viel Stress bewältigen und das Vertrauen auf beiden Seiten stärken.

Die Routine durchbrechen

Wenn sich Ihr Kind zu Hause an den Topf gewöhnt hat und ihn regelmäßig benutzt, kann es durch einen Ausflug aus dem Konzept gebracht werden. Außerhalb der vertrauten Umgebung ist es vermutlich abgelenkt und bemerkt die Signale nicht. Achten Sie daher besonders aufmerksam auf Hinweise, dass es zur Toilette muss.

In die große weite Welt

Das Haus und die Sicherheit des leichten Zugangs zu Topf oder Toilette zu verlassen, kann wie eine Mutprobe erscheinen, besonders angesichts einer langen Autofahrt oder eines Besuchs bei Freunden. Vielleicht überlegen Sie, ob Sie für die Zeit, in der Sie unterwegs sind, nicht lieber zur Windel greifen sollten, um einem Missgeschick vorzubeugen. Verzichten Sie nach Möglichkeit darauf, um widersprüchliche Botschaften zu vermeiden. Ihr Kind lernt gerade einzuhalten, bis ein WC in Sicht ist. Sie würden es mit der Windel nur verwirren und seine bisherigen Fortschritte untergraben. Andernfalls sollten Sie ihm klarmachen, dass es spezielle »Ausgehwindelhosen« trägt, die nach der Rückkehr wieder ausgezogen werden.

Sie haben den Bogen beim Sauberkeitstraining außer Haus bald raus.

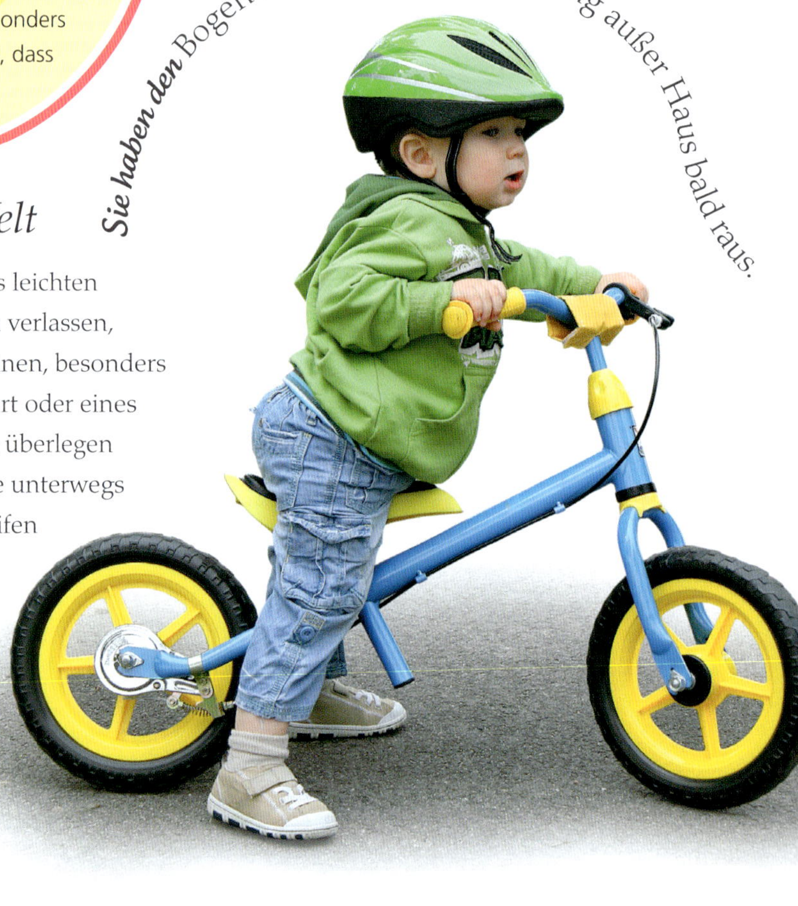

Wenn Sie an keine bestimmte Zeit gebunden sind, lohnt es sich, mit dem Aufbruch zu warten, bis Ihr Kind auf dem Topf war. Das ist jedoch kein todsicherer Tipp, weil es an manchen Tagen häufiger muss. Wenn es älter ist, können Sie es bitten, vorher zur Toilette zu gehen, doch zu Beginn des Sauberkeitstrainings, wenn es den genauen Zeitpunkt für die Toilettenbenutzung noch zu erkennen versucht, kann es schwierig sein, auf Kommando Ergebnisse zu präsentieren.

Ohne Windel aus dem Haus zu gehen ist ein Lernschritt, der das Selbstvertrauen Ihres Kindes stärkt.

Den Topf mitzunehmen kann sich zu Beginn des Sauberkeitstrainings bewähren. Meistens findet sich ein sichtgeschützter Ort, um ihn zu benutzen – falls kein öffentliches WC in der Nähe ist, können Sie ihn im Park, notfalls auch in der Tiefgarage oder einer ruhigen Seitenstraße aufstellen. Einfacher zu transportieren sind zusammenklappbare Reisetöpfchen mit undurchlässigen Einweg-Einlegetüten (S. 21). Ältere Kinder genieren sich oft, in der Öffentlichkeit auf dem Topf zu sitzen. Wenn Ihr Kind zu Hause die Toilette benutzt, sollten Sie es an öffentliche WCs gewöhnen. Manche Reisetöpfchen lassen sich zu einem tragbaren Toilettensitz umfunktionieren und sind für diesen Zweck ideal.

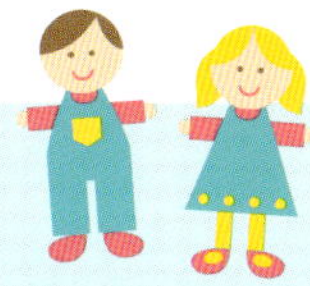

Was Sie einpacken sollten

Sie sollten davon ausgehen, dass Ihr Kind unterwegs die Toilette aufsuchen muss, und die entsprechenden Vorkehrungen treffen, statt auf das Beste zu hoffen, weil Sie sonst vielleicht vorzeitig umkehren und es umziehen müssen. Packen Sie die Wickeltasche noch nicht weg. Abgesehen vom Topf sollte sie Folgendes enthalten:

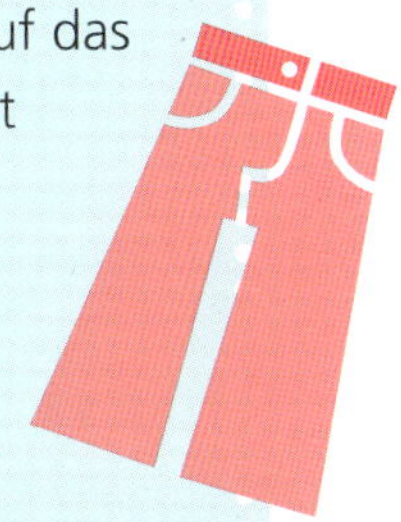

- **Feuchttücher** erleichtern die Beseitigung eines größeren Malheurs und das Säubern des Töpfchens nach dem Gebrauch.

- **Plastiktüten** sind praktisch. Nehmen Sie eine für die benutzten Feuchttücher und eine für nasse oder beschmutzte Kleidung mit.

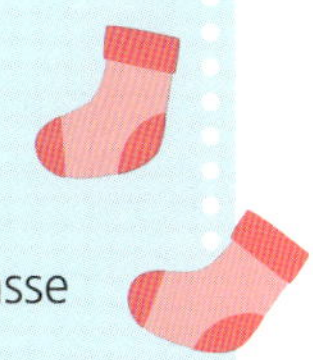

- **Mindestens ein Mal Kleidung** zum Wechseln. Wenn Sie länger außer Haus sind, müssen Sie Ihr Kind vielleicht häufiger umziehen.
- **Ein Plastikbeutel und/oder Handtuch** als schützende Auflage für den Stoffsitz des Kinderwagens, falls Ihr Kind viel Zeit darin verbringt.
- **Eine Flasche Wasser** zum Händewaschen nach der Benutzung des Töpfchens.

Beim Einkaufen

Regelmäßige Besuche im Supermarkt oder Einkaufszentrum können während des Sauberkeitstrainings eine echte Herausforderung sein. Das Erfolgsgeheimnis besteht darin vorauszudenken. Überlegen Sie, wohin Sie wollen und wie lange Sie ungefähr unterwegs sein werden, um Toilettenstopps einzuplanen und alles Nötige zur Beseitigung eines Malheurs einzupacken.

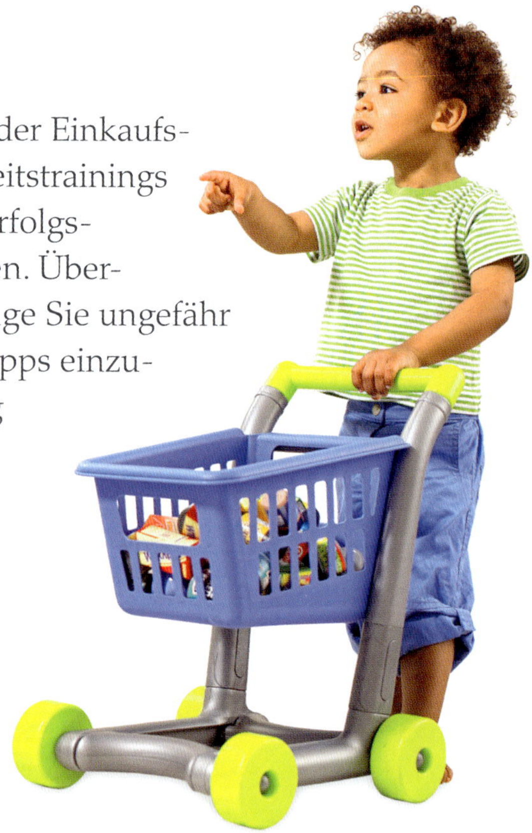

Dem Erfolg ein wenig nachhelfen

Vor dem Start sollten Sie sich genau einprägen, wo sich die Toiletten befinden, falls Sie den Topf nicht mitnehmen möchten. Besitzt der Supermarkt, den Sie aufsuchen möchten, ein Kunden-WC? Wo befinden sich die Toiletten in einem mehrstöckigen Einkaufszentrum? Nach der Ankunft an Ihrem Bestimmungsort lohnt es sich, als Erstes die Toiletten in Augenschein zu nehmen. Sie kennen dann den Weg und Ihr Kind fühlt sich wohler, falls es sie später in aller Eile benutzen muss.

Planen Sie Einkaufstouren voraus, um unliebsame Überraschungen zu vermeiden.

Wenn die Natur ruft

Sie sind gut vorbereitet (siehe Kästchen S. 53), daher keine Panik, wenn Ihr Kind ankündigt, dass es dringend auf die Toilette muss! Reagieren Sie ruhig und zügig. Wenn Sie einen Topf dabeihaben, suchen Sie den nächsten Rückzugsort auf. Sonst erkundigen Sie sich beim Verkaufspersonal nach dem nächsten WC oder bitten Sie in einem Café oder Restaurant um die Erlaubnis, die Toilette zu benutzen. Falls Sie Schlange stehen müssen, zögern Sie nicht zu bitten, vorgelassen zu werden: Die meisten Leute machen gerne Platz, wenn es sich um einen »Notfall« handelt. Falls kein öffentliches WC vorhanden ist, fragen Sie in einem Geschäft, ob Sie die Personaltoilette benutzen dürfen.

Schafft Ihr Kind es nicht einzuhalten, sollten Sie ruhig und verständnisvoll reagieren – es fühlt sich vielleicht besonders verletzlich, wenn ausgerechnet unterwegs ein Malheur passiert.

Suchen Sie die nächste Toilette auf oder kehren Sie zum Auto zurück, um Ihr Kind zu säubern und umzuziehen. Versichern Sie ihm, dass solche Missgeschicke vorkommen und es beim nächsten Mal bestimmt besser klappen wird, Ihnen rechtzeitig Bescheid zu sagen. Danach haken Sie den Vorfall ab.

Mut zum öffentlichen WC

Auch wenn Ihr Kind zu Hause zur Toilette geht, wirken öffentliche WCs infolge ihrer mangelnden Privatsphäre, durch unangenehme Gerüche und laute Handtrockner oft abschreckend. Ältere Kinder versuchen vielleicht einzuhalten, bis sie zu Hause sind, was Unbehagen und sogar Verstopfungen verursachen kann (S. 92). Gewöhnen Sie Ihr Kind an die Benutzung öffentlicher WCs, um Hemmungen zu überwinden und sein Selbstvertrauen zu stärken. Vermitteln Sie ihm ein Gefühl der Sicherheit: Bleiben Sie in der Kabine, helfen Sie beim Abschließen und Reinigen der Brille (Feuchttücher sind ideal) und stützen Sie es auf dem Sitz. Gehen Sie ihm auch beim Abwischen, Anziehen und Betätigen der Spülung zur Hand.

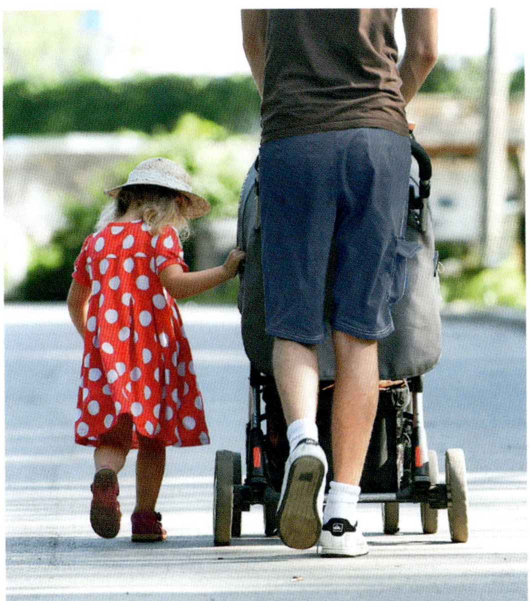

Keiner runzelt die Stirn, wenn Mütter ihre kleinen Söhne im Einkaufszentrum oder in der Autobahnraststätte in die Damentoilette mitnehmen.

Der Besuch einer Herrentoilette mit offenen Urinalen kann sich für Väter mit kleinen Töchtern als problematisch erweisen. Falls eine Kabine vorhanden ist, besteht die Möglichkeit, das Kind auf den Arm zu nehmen und rasch dorthin zu tragen.

Alternativ gibt es in vielen Einkaufszentren, Geschäften und Raststätten Familien- oder Eltern-Kind-Einrichtungen, die perfekte Lösung für Väter, die ihre Töchter zur Toilette begleiten müssen. Ein freies Behinderten-WC aufzusuchen, ist in solchen Fällen ebenfalls statthaft.

Kein Stress!

Sie müssen sich während des Sauberkeitstrainings nicht von der Außenwelt abschotten, doch ausgedehnte Einkaufstouren sollten anfangs möglichst vermieden werden. Vielleicht können Sie bestimmte Einkäufe online tätigen oder Supermarktbesuche für Zeiten aufheben, in denen Sie eine Kinderbetreuung haben.

Im Urlaub

Wenn Sie einen Familienurlaub oder einen längeren Besuch bei Verwandten oder Freunden planen, überlegen Sie vielleicht, ob Sie mit dem Sauberkeitstraining bis zur Rückkehr warten sollen. Oder Sie machen sich Sorgen, wie Ihr Kind in einer fremden Umgebung damit zurechtkommt.

Der richtige Zeitpunkt

Vielleicht können Sie es kaum erwarten, mit dem Sauberkeitstraining zu beginnen, vor allem, wenn Ihr Kind Anzeichen erkennen lässt, dass es bereit ist (S. 12). Steht ein Urlaub bevor, wäre es jedoch besser, bis zur Rückkehr mit dem Training zu warten. Trösten Sie Ihr Kind mit dem Versprechen, dass es dann Unterhosen wie die Großen tragen darf.

Falls Sie schon mit dem Training begonnen haben, sollten Sie einige Dinge bedenken. In einer fremden Umgebung können Missgeschicke und Rückfälle häufiger vorkommen. Das A und O ist eine beständige Vorgehensweise: Versuchen Sie, die Routine weitgehend beizubehalten, und lassen Sie sich nicht entmutigen, wenn etwas schiefgeht. Sofern die Temperaturen es erlauben, sollten Sie Ihr Kind nackt oder mit so wenig Kleidung wie möglich herumlaufen lassen, dann sind Pannen weniger frustrierend.

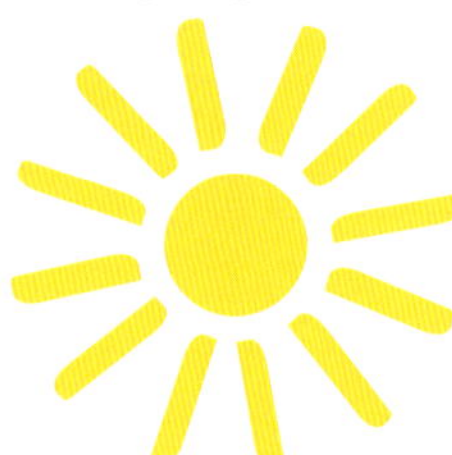

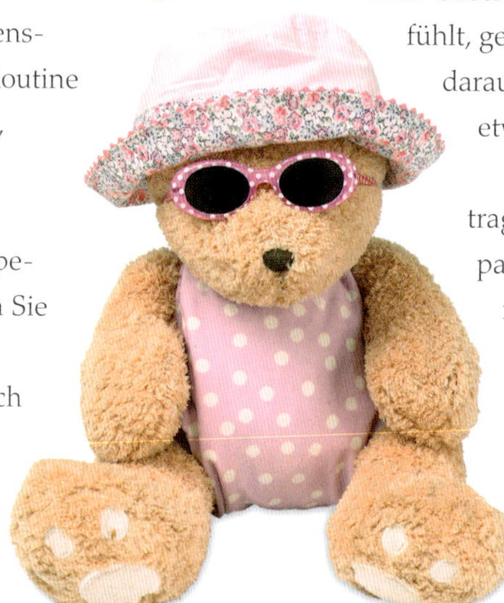

Hilfreiche Vorbereitungen

Falls Ihr Kind noch nicht soweit ist, die Toilette zu benutzen, sollten Sie es nicht gerade im Urlaub ausprobieren. Dieser Schritt erfordert eine Anpassung, die am besten und bequemsten in der vertrauten häuslichen Umgebung erfolgt. Nehmen Sie den gewohnten Topf mit (oder ein Reisetöpfchen, siehe gegenüberliegende Seite) oder erkundigen Sie sich, ob am Urlaubsort einer zur Verfügung steht. Geht Ihr Kind schon zur Toilette, muss es unterwegs vermutlich öffentliche WCs besuchen, die fremd und unangenehm sein können. Gewöhnen Sie es in der Woche vor der Abreise an verschiedene Toiletten, z. B. bei Freunden, in Cafés oder Geschäften. Falls es sich unsicher fühlt, gehen Sie als Erste und weisen darauf hin, dass es Spaß macht, etwas Neues auszuprobieren.

Alternativ können Sie einen tragbaren Kindertoilettensitz einpacken, der auf dem Erwachsenensitz befestigt wird. Manche Reisetöpfchen lassen sich zum Kindersitz umfunktionieren. Gewöhnen Sie Ihr Kind vor dem Urlaub daran, damit es ihm vertraut ist.

Anreise

Die Anreise kann sich als besonders stressreicher Teil des Urlaubs erweisen. Deshalb sollten Sie gut vorbereitet sein.

Vergewissern Sie sich, dass Sie Ersatzkleidung, Unterhosen, Socken und Schuhe für Ihr Kleines griffbereit haben, da mit Missgeschicken zu rechnen ist. Plastikschuhe sind ideal für die Reise.

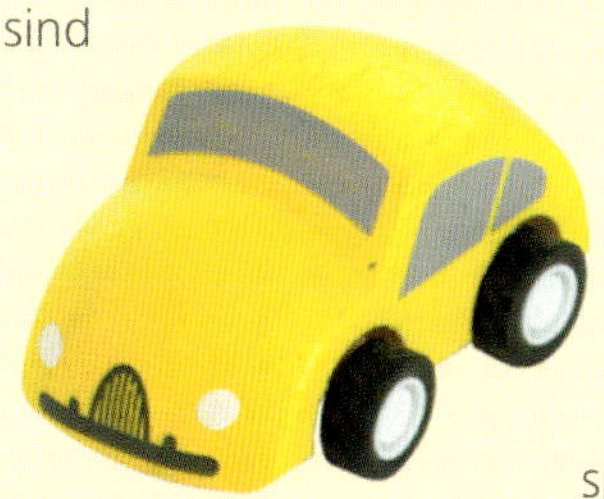

Legen Sie regelmäßige Toilettenpausen ein, auch wenn es nicht notwendig erscheint. Kinder merken oft erst in letzter Minute, dass sie müssen, oder nachdem Sie angehalten haben. Wenn Sie fliegen, sollte Ihr Kind Toilette oder Topf benutzen, bevor Sie an Bord gehen. Ein zusammenklappbarer Reisetopf passt ins Handgepäck und leistet auch bei Ausflügen am Urlaubsort gute Dienste.

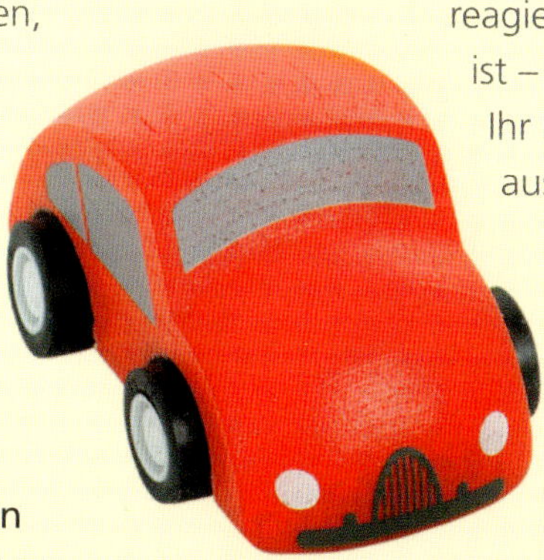

Geben Sie Ihrem Kleinen genug zu trinken, damit es nicht austrocknet, aber nicht zu viel, um zusätzliche Toilettenpausen zu vermeiden. Verzichten Sie auf kohlensäurehaltige Getränke, da sie die Blasentätigkeit und den Harnfluss anregen.

Trainer- oder Windelhosen mögen für längere Reisen eine bequeme Lösung sein, aber machen Sie Ihrem Sprössling klar, dass es nach der Ankunft wieder normale Hosen gibt. Manchmal ist es jedoch besser, auf die Übergangslösung zu verzichten, um die erzielten Fortschritte nicht zu gefährden.

Erleichtern Sie sich die Säuberungsaktionen, indem Sie eine Gummimatte auf den Sitz Ihres Kindes im Auto, Zug oder Flugzeug legen. Bei Älteren kann ein spezielles Reisekissen die Auswirkung von Missgeschicken begrenzen.

Bei einem Malheur sollten Sie nicht überreagieren. Auch wenn Stress damit verbunden ist – Ärger macht das Ganze nur schlimmer. Ihr Liebling war nicht faul, sondern wurde aus der gewohnten Routine gerissen – den Drang während der Reise zurückzuhalten ist eine Herausforderung. Erinnern Sie Ihr Kind daran, Ihnen rechtzeitig Bescheid zu sagen, und erklären Sie, dass Sie unterwegs viele Toilettenpausen einlegen können.

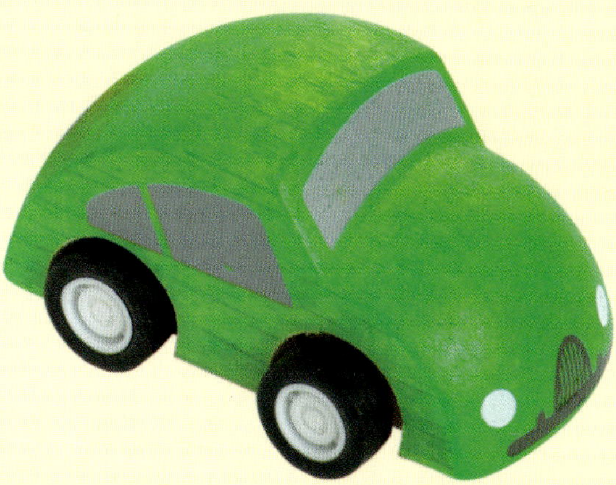

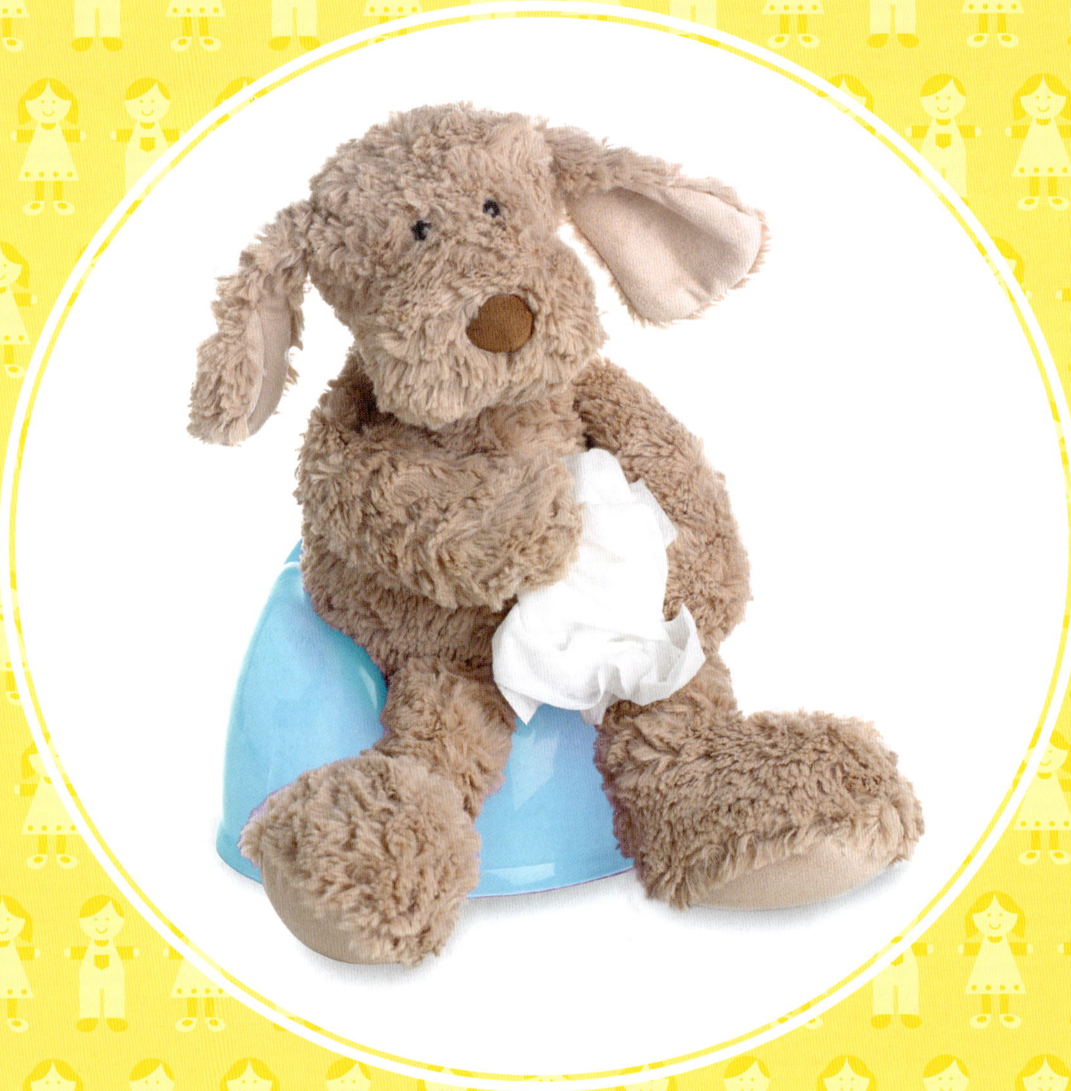

5

Probleme auf dem Weg zum Ziel

Das Sauberkeitstraining verläuft selten reibungslos. Pfützen oder Häufchen während der ersten Wochen, zähe Bemühungen, die sich über Monate hinziehen, oder ein abrupter Stillstand, wenn alles zu klappen scheint: Das Töpfchentraining gilt nicht umsonst als einer der stressreichsten Aspekte der Kindererziehung. Auch wenn Freunde Sie trösten, bis zur Einschulung sei Ihr Kind windelfrei, ist es hilfreich zu wissen, wie Sie mit Problemen und Rückschlägen umgehen können, damit Sie und Ihr kleiner Liebling das Ziel so entspannt wie möglich erreichen.

Mit Missgeschicken umgehen

Die Benutzung von Topf oder Toilette ist eine Fähigkeit, die Ihr Kind erwerben muss, genau wie krabbeln, gehen und sprechen. Auch das Laufen will gelernt sein und geht nicht ohne Hinfallen ab. Das Sauberkeitstraining erfordert Zeit und viel Übung, was bedeutet, dass kleine Unfälle in der Regel unvermeidbar sind.

Die Gründe für Missgeschicke

Kleinkinder entleeren am Tag ungefähr vier- bis achtmal die Blase und ein- bis zweimal den Darm (manche auch mehr oder weniger).

Es kann also häufiger vorkommen, dass eine Panne passiert, vor allem in den ersten sechs Trainingsmonaten, wenn das Kind sich an die Sitzungen gewöhnt. Erwachsene können sich dann oft nur schwer einfühlen und nachvollziehen, warum es den richtigen Zeitpunkt verpasst, auf den Topf zu gehen, ein »Klacks«, wie man meinen könnte.

Halten Sie sich jedoch vor Augen: Ihr Kind muss den Druck auf Blase oder Darm wahrnehmen, zuordnen, sich auf den Drang konzentrieren, sich zielstrebig zum Topf begeben, sich ausziehen und hinsetzen, und das alles rechtzeitig! Es ist unrealistisch zu erwarten, dass es diese Fülle von Informationen jedes Mal in Windeseile verarbeiten und umsetzen kann.

Die Kontrolle über Blase und Darm ist noch nicht voll ausgereift und lange einzuhalten ist zu Beginn des Sauberkeitstrainings kaum möglich. Vielen Kindern fällt es außerdem schwer, die Dringlichkeit eines Informationsbruchstücks einzuschätzen. Wenn sie anderweitig beschäftigt sind, entgehen ihnen die Signale.

Die mentale Vorbereitung erleichtert die Anpassung des Sauberkeitstrainings an das Tempo Ihres Kindes.

Was Sie tun können

Kleine Pannen sind zu erwarten, aber manchmal können Sie die Gründe erkennen und Abhilfe schaffen:

- Ist Ihr Kind übermüdet, achtet es wahrscheinlich weniger auf Toilettensignale und kann nicht lange genug einhalten. Vergewissern Sie sich, dass es genug schläft.
- Wenn das Kleine aufgeregt oder anderweitig beschäftigt ist, vergisst es vielleicht, den Topf zu benutzen. Seien Sie daher doppelt aufmerksam.
- Unterwegs oder in einer fremden Umgebung fällt es vielleicht schwer, Toilettenbedürfnisse rechtzeitig wahrzunehmen. Jede Veränderung in der Routine, gleich ob es sich um einen Umzug, ein neues Baby im Haus oder den Wechsel in eine andere Spielgruppe handelt, kann ein Kind aus dem Konzept bringen. In solchen Ausnahmesituationen sollten Sie ganz besonders aufmerksam sein.
- Kindern fehlt jedes Zeitgefühl! Oft warten sie mit dem Gang zum Töpfchen bis zur letzten Minute und dann schaffen sie es nicht mehr, den Topf rechtzeitig zu erreichen. Achten Sie auf Frühwarnsignale und erinnern Sie Ihr Kleines regelmäßig daran, beim ersten Anzeichen eines Bedürfnisses den Topf zu benutzen.

Aufwischen

Sie haben verständlicherweise Angst um Ihre Polstermöbel, sobald das Sauberkeitstraining beginnt! Der Trick besteht darin, das Malheur rasch zu beseitigen, bevor sich die Flecken verewigen. Sobald Ihr Kind gesäubert und umgezogen ist, können Sie Teppich oder Sessel mit einem Schwamm und kaltem Wasser oder Teppich- und Polstermöbelshampoo bearbeiten.

- Manche Kinder sträuben sich, auf den Topf zu gehen, wenn sie sich unter Druck gesetzt fühlen. Reagieren Sie in diesem Fall gelassen und geduldig. Mit diesem entspannten Verhalten können Sie dazu beitragen, die Anspannung und Reibungspunkte beim Sauberkeitstraining abzubauen.
- Achten Sie auf Anzeichen, dass Ihr Kind dringend auf den Topf muss: Rutscht es unruhig auf dem Sitz hin und her, umklammert es sich oder hüpft es nach klassischer Manier von einem Bein aufs andere? Fragen Sie, ob es den Topf braucht, oder bringen Sie es selbst zur Toilette.

Zu früh angefangen?

Falls Missgeschicke an der Tagesordnung sind, ist Ihr Sprössling vielleicht noch nicht reif für das Sauberkeitstraining. Bleibt selbst der geringste Fortschritt aus, sollten Sie das Vorhaben um zwei bis drei Wochen oder länger verschieben und dann einen zweiten Anlauf unternehmen.

Ihre Reaktion auf Missgeschicke

Kleine Pannen sind unvermeidlich, aber Ihre Reaktion entscheidet darüber, wie reibungslos das Sauberkeitstraining verläuft. Wenn Sie Ruhe bewahren und die Fortschritte Ihres Kindes loben, stärken Sie sein Selbstvertrauen. Würden Sie mit Ärger oder Wut reagieren, könnte das Rückfälle auslösen.

Üben Sie sich in Geduld. Manchmal kann es schwerfallen, gelassen zu bleiben, wenn sich das Kleine z.B. gerade vor dem Aufbruch zum Familienausflug einnässt. Die Beherrschung zu verlieren verschlimmert die Situation: Sie fühlen sich doppelt gestresst und Ihr Kind entwickelt möglicherweise eine Abneigung oder Angst vor dem Sauberkeitstraining, was zu Trotz oder Widerstand führen kann.

Wenn Sie frustriert reagieren, schämt sich Ihr Kleines und fühlt sich als Versager, was für Ihr Vorhaben alles andere als förderlich ist. Sie sollten es nie wegen eines Missgeschicks bestrafen oder ihm vorhalten, es sei alt genug, um es besser zu können. Vermutlich steckt keine Absicht dahinter, deshalb würden Sie damit nur Verwirrung und Verunsicherung auslösen. Erinnern Sie Ihr Kind daran, dass die Pannen zum Lernprozess gehören und dazu beitragen, Signale künftig besser wahrzunehmen und darauf zu reagieren.

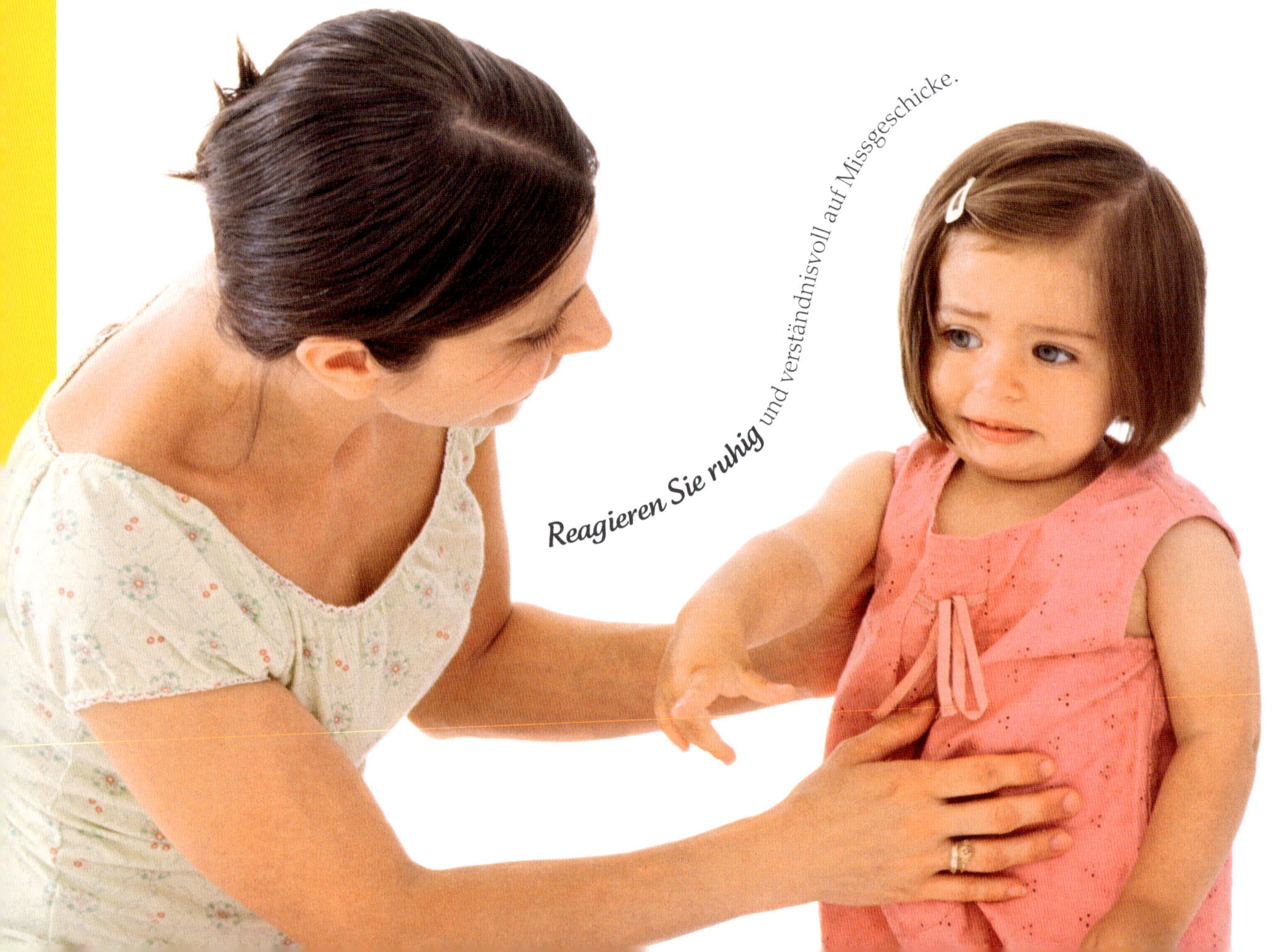

Blitzsäuberung

Es kann verlockend sein, beschmutzte Hosen zu entsorgen statt zu waschen. Ein Tipp: Eine kurze »Vorwäsche« in einem Eimer beseitigt schon einmal den Großteil des Kots, den Rest überlassen Sie dann getrost der Waschmaschine.

Nehmen Sie Pannen gelassen hin. Akzeptieren Sie, dass sie vorübergehend Teil Ihres Lebens sind.

Lassen Sie Ihr Kind nie länger als nötig in nasser oder beschmutzter Kleidung. Die Erkenntnis, dass etwas buchstäblich »in die Hose gegangen ist«, kann hilfreich sein – und ausbleiben, wenn Sie das Malheur sofort entfernen –, aber ziehen Sie den Sprössling dennoch zügig und ohne Tamtam um.

Reagieren Sie liebevoll. Windelfrei zu werden ist ein großer Schritt. Nehmen Sie Ihr Kind in den Arm und sagen Sie ihm, dass es sich keine Sorgen machen und beim nächsten Mal versuchen soll, den Topf rechtzeitig zu erreichen. Damit fühlt es sich angenommen, unterstützt und motiviert, es beim nächsten Mal besser zu machen.

Stuhlgang

Den Topf für die Darmentleerung zu benutzen ist gewöhnungsbedürftig. Einige Kinder weigern sich anfangs, brauchen dafür noch die Windel. Akzeptieren Sie es und gewöhnen Sie Ihr Kind langsam daran, auch »groß« auf den Topf zu gehen: Zuerst darf es während der Sitzung die Windel anbehalten. Später zeigen Sie ihm, wie der Stuhlgang beim Spülen in der Toilette verschwindet, damit es den Vorgang begreift. Irgendwann wird es dann für alle Bedürfnisse den Topf benutzen.

Probleme mit dem Stuhlgang können bei Verstopfung (S. 92) oder Durchfall auftreten. Bei hartem Kot kann die Darmentleerung schmerzhaft sein. Ihr Kind hält den Stuhl auf dem Topf zurück, verliert irgendwann die Kontrolle und schon passiert ein Missgeschick. Achten Sie auf die Ernährung und Anzeichen von Angst beim Sauberkeitstraining.

Bei Unwohlsein oder wenn Ihr Kind zu viel Saft oder Obst verzehrt hat, kann der Stuhl flüssig werden und es merkt nicht, wann es auf den Topf muss.

Auf Missgeschicke mit dem Stuhlgang sollten Sie ruhig reagieren. Versichern Sie Ihrem Kind, dass es sich keine Sorgen machen muss, und lassen Sie es die Klospülung betätigen, um die Exkremente dort zu entsorgen, wo sie hingehören.

Langsame Fortschritte

Nach einem begeisterten Start schwindet Ihre Geduld vielleicht allmählich, wenn Ihr Kind quälend langsame Fortschritte macht. Das kann doppelt frustrieren, wenn die Sprösslinge von Freunden das Sauberkeitstraining problemlos bewältigen. Versuchen Sie, Ihre Gefühle im Zaum zu halten, Vergleiche zu vermeiden und nach vorne zu schauen.

Motivationsverlust

Das Töpfchentraining ist für Ihr Kind harte Arbeit. Es muss nicht nur komplexe neue Fähigkeiten erwerben, sondern auch ständig üben, bis es Blase und Darm perfekt unter Kontrolle hat. Nach einem Missgeschick beim Laufenlernen konnte es rasch wieder aufstehen und weitergehen. Trocken und sauber zu werden erfordert die Einhaltung aller erforderlichen Schritte plus säubern, wieder anziehen und Hände waschen. Bis es sie beherrscht, kann das Sauberkeitstraining wie ein Kampf gegen Windmühlenflügel anmuten. Manche Kinder fühlen sich überfordert und lassen in ihren Bemühungen nach, wenn der anfängliche Wunsch nach Anerkennung schwindet.

In diesem Fall braucht Ihr Kleines einen Motivationsschub, um zu erkennen, dass sich die Anstrengung lohnt. Haben Sie es seltener gelobt? Ständiges Lob kann ermüden und sich außerdem abnutzen. Ihr Kind bewegt sich jedoch auf einer Lernkurve, und um Fortschritte zu erleichtern, sollten Sie es regelmäßig über den Stand der Dinge informieren. Vielleicht braucht es auch etwas Handfesteres

Selbstmotivation

Das Sauberkeitstraining kann wie ein Marathon im Schneckentempo anmuten, aber halten Sie durch und an Ihrem Vorsatz fest, Ihr Kind zu unterstützen. Auch beim Laufenlernen haben Sie es ermutigt, wieder aufzustehen, wenn es hingefallen ist. Bieten Sie ihm auch jetzt den nötigen Rückhalt – irgendwann wird es auch diese Disziplin meistern.

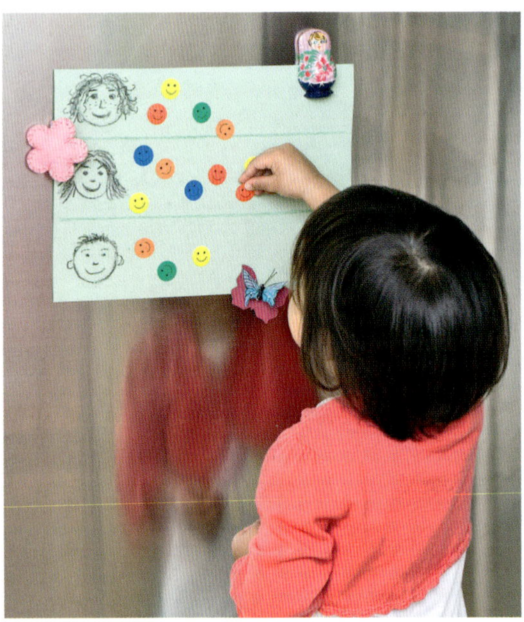

als ein Lob. Jetzt könnte die Erprobung eines Belohnungssystems helfen (S. 45). Sternchen, Süßigkeiten oder eine besondere Gutenachtgeschichte können ein zusätzlicher Anreiz sein und das Interesse wiederbeleben.

Denken Sie daran, dass Ihr Kind gerade erst begonnen hat, Kontrolle über Blasen- und Darmmuskeln zu gewinnen.

Realitätsüberprüfung

Sie denken vielleicht, nach wochen- oder monatelanger Arbeit müsste Ihr Kind eigentlich windelfrei sein. Doch das Sauberkeitstraining ist ein langwieriger Prozess mit Höhen und Tiefen, den nur wenige »über Nacht« bewältigen. Falls Sie keine merklichen Fortschritte erkennen können und der Verzweiflung nahe sind, sollten Sie sich fragen, ob Sie nicht zu viel erwartet haben. Haben Sie den Zeitrahmen realistisch eingeschätzt? In der Regel dauert es zwischen 3 und 12 Monaten, bis Kinder vollkommen sauber und trocken sind, wobei diejenigen, die früher mit dem Training beginnen, oft am längsten brauchen. Sie können nichts erzwingen, wenn Ihr Kind noch nicht für diesen wichtigen Meilenstein in der Entwicklung bereit ist: Es muss in der Lage sein, Blase und Schließmuskel zu kontrollieren. Wenn Sie Ihrer Frustration freien Lauf lassen, erhält das Selbstvertrauen Ihres Kindes einen Knacks.

Positiv bleiben

Falls die kleinen Pannen Sie zermürben und zur Verzweiflung bringen, versuchen Sie, sich wieder auf das Wesentliche zu konzentrieren:

- **Halten Sie sich vor Augen,** dass Missgeschicke normal sind. Sie nehmen ja auch in Kauf, dass Ihr Kind mal etwas verschüttet oder hinfällt. Das gilt auch für die Topfbenutzung: Manchmal klappt es einfach nicht.
- **Verlieren Sie nicht das Vertrauen** in Ihre Erziehungskompetenz! Dass sich das Training über Monate hinzieht, heißt nicht, dass Sie etwas falsch machen: Alles braucht seine Zeit.
- **Verzichten Sie auf Vergleiche** mit Gleichaltrigen: Jedes Kind ist anders, und wenn es beim Töpfchen länger braucht, sagt das nichts über seine allgemeinen Fähigkeiten aus. Ignorieren Sie wenig hilfreiche Kommentare oder kontern Sie, dass es ganz in Ihrem Sinne ist, wenn sich Ihr Kind in seinem eigenen Tempo an Topf oder Toilette gewöhnt.

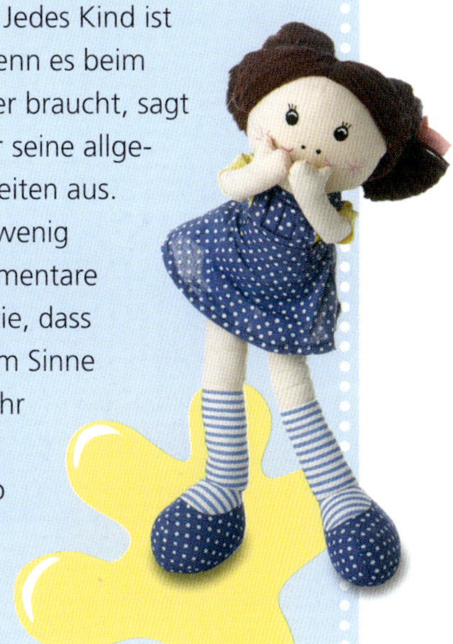

Entspannt und konsequent sein

Die Welt der Kleinen erweitert sich mit zunehmender Mobilität, Geschicklichkeit und Sprachfähigkeit. Beim Streben nach mehr Unabhängigkeit und Kontrolle sollten Sie vermeiden, sich auf Machtkämpfe einzulassen. Einige Kinder sind so willensstark, dass das Sauberkeitstraining zur Nervenzerreißprobe werden kann.

Gelassen bleiben

Es kann schwer sein, Ärger zu verbergen, wenn ständig Missgeschicke passieren, obwohl Sie das Gefühl haben, es müsste nicht sein. Falls Ihr Kind extrem unkooperativ ist, sollten Sie vielleicht mit dem Sauberkeitstraining warten, bis es bereit und gewillt ist, sich darauf einzulassen. Andernfalls überlegen Sie, wie Sie es zur Mitarbeit motivieren könnten. Versetzen Sie sich in seine Lage: Das Töpfchentraining gehört zu den wenigen Bereichen (wie das Essen, eine weitere klassische Quelle von Machtkämpfen), über die es ein gewisses Maß an Kontrolle hat. Sie können es nicht zwingen, Blase oder Darm zur richtigen Zeit am richtigen Ort zu entleeren. Wenn Sie mit Ärger oder Wut auf Pannen reagieren, wird es daraus schließen, dass es Ihre Gefühle steuern kann, und die Patzer als (wenn auch unkonstruktives) Mittel betrachten, um gezielt Ihre Aufmerksamkeit zu erregen.

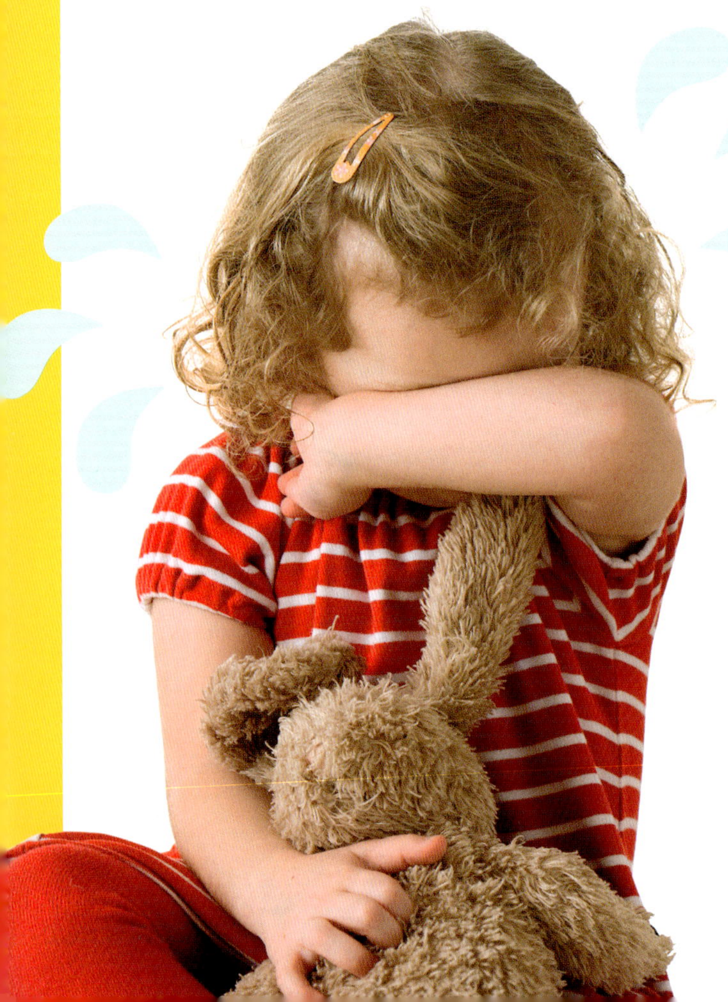

Machtkämpfe lassen sich vermeiden, wenn Sie Ihre Reaktionen unter Kontrolle haben.

Ein trotziges Kind wird eher Widerstand leisten, wenn Sie zornig werden. Sollte es eindeutig Grenzen austesten, weisen Sie es ruhig in seine Schranken, wie bei jedem anderen Fehlverhalten. Negative Gefühle zu unterdrücken ist keine Lösung, weil Ihr Kind den Frust spürt und zusätzlich unter Leistungsdruck gerät. Sie sollten weder schimpfen noch strafen, ihm aber klarmachen, was Sie empfinden. Sagen Sie, dass Sie vom vielen Saubermachen ein wenig genervt und erschöpft sind. Dann merkt es, welche Folgen solche Missgeschicke haben und wie Sie dazu stehen, ohne sich bestraft zu fühlen. Wenn Sie Ruhe bewahren, vermeiden Sie Machtkämpfe. Ist Ihr Liebling älter oder an das Sauberkeitstraining gewöhnt, können Sie ihn auch sachlich bitten, das Malheur zu beseitigen – ein Anreiz, beim nächsten Mal Topf oder Toilette zu benutzen.

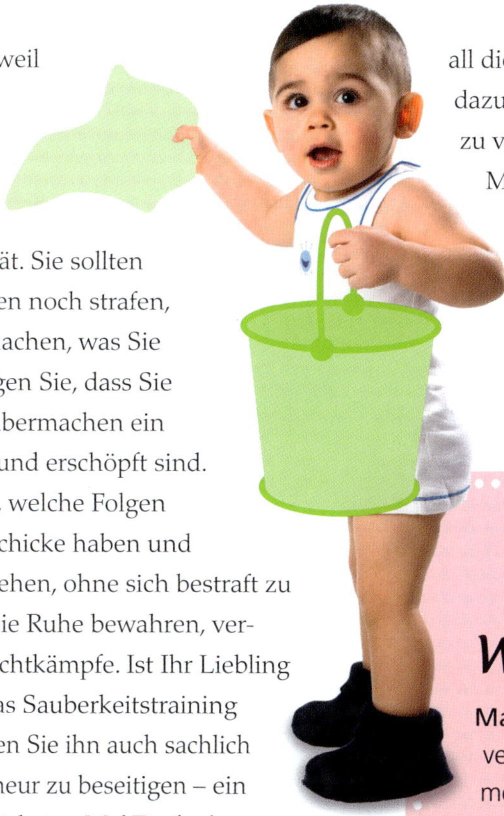

Konsequent vorgehen

Eigenwillige Kinder testen gerne ihre Grenzen aus, daher ist es wichtig, konsequent zu bleiben, wenn es gilt, Kooperationsbereitschaft zu gewinnen. Achten Sie unbedingt darauf, dass sich sämtliche Betreuer, z.B. die Tagesmutter oder die Großeltern, in puncto Sauberkeitstraining an die gleichen Prinzipien halten. Erklären Sie den Bezugspersonen, was bei Ihnen zur Routine gehört, etwa, ob Sie Ihr Kind regelmäßig auffordern, den Topf zu benutzen, oder ihm die Initiative überlassen wollen. Vergewissern Sie sich auch, dass die Reaktionen auf kleine Pannen übereinstimmen. Auf diese Weise merkt Ihr Kind, dass überall die gleichen Regeln gelten. Das trägt dazu bei, ihm ein Gefühl der Sicherheit zu verleihen und Reibungen abzubauen. Mit der Zeit wird das Töpfchentraining zum festen Bestandteil der täglichen Routine und der Widerstand wird schließlich nachlassen.

Kontrollierte Wahlmöglichkeiten

Machtkämpfe lassen sich leichter vermeiden, wenn Sie Ihrem Kind mehr Kontrolle über die Situation zugestehen. Es strebt nach Unabhängigkeit, und wenn es merkt, dass es selbst entscheiden darf, ist es weniger frustriert und eher kooperativ. Fragen Sie z. B., ob es den Topf lieber unten oder oben im Haus benutzen möchte. Oder ob Sie ihm vor oder während der Sitzung vorlesen sollen. Natürlich bleiben Patzer nicht aus, aber Ihr Kind spürt, dass es in puncto Sauberkeitstraining ein Wörtchen mitzureden hat.

Bei erbittertem Widerstand gegen den Topf sollten Sie vielleicht eine stärker vom Kind geführte Methode in Betracht ziehen (S. 36), bei dem es selbst bestimmt, wann es mit dem Töpfchentraining beginnen möchte.

Weit verbreitete Probleme

Das Sauberkeitstraining ist ein wie Hindernislauf. Probleme oder Szenarien, denen Sie vermeintlich alleine gegenüber stehen, sind oft weit verbreitet und es ist tröstlich zu wissen, dass sich andere Eltern in der gleichen Situation befinden. Solche Rückschläge lassen sich ausnahmslos mit Zeit, Ausdauer und Verständnis überwinden.

Mein Kind geht im Kindergarten zur Toilette, will zu Hause aber eine Windel

Sie sind vielleicht frustriert und verwirrt, wenn Ihr Kind im Kindergarten die Toilette benutzt, zu Hause aber auf einer Windel besteht.

Sie verstehen das nicht, aber Diskussionen bringen nichts. Denken Sie an die Fortschritte statt daran, was Ihr Kind noch nicht kann. Es muss sich an eine neue Umgebung anpassen, einschließlich Toilettenbenutzung. Nach der Rückkehr ist es vermutlich müde. Mit zunehmender Eingewöhnung wird die Routine im Kindergarten und zu Hause in Fleisch und Blut übergehen.

Mein Kind kotet ständig ein

Es kommt häufig vor, dass Kinder Pipi in den Topf machen, das große Geschäft jedoch buchstäblich in die Hose geht.

In diesem Fall sollten Sie zunächst überprüfen, ob Ihr Kind unter Verstopfung leidet (S. 92). Wenn der Stuhlabgang schmerzt, hält es ihn zurück, und dann passiert ein Missgeschick, sobald es die Kontrolle verliert. Bestätigt sich die Vermutung, gilt es, die Ernährung und die Lebensweise umzustellen.

Einige Kinder haben anfangs Angst, Topf oder Toilette für den Stuhlgang zu benutzen. Akzeptieren Sie das und legen Sie dem Kleinen auf Wunsch eine Windel an, bis das Selbstvertrauen wächst.

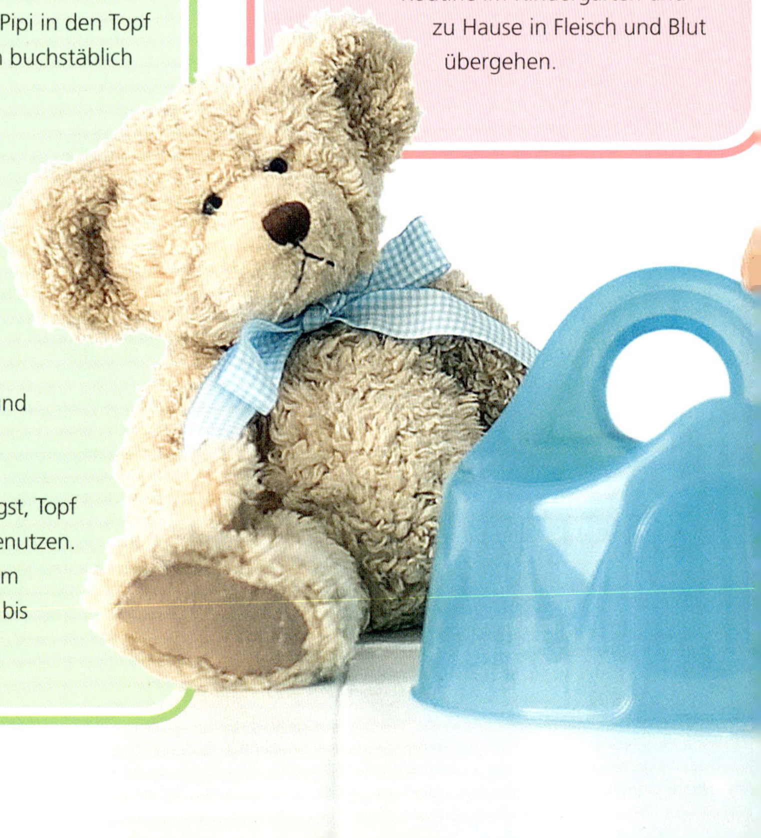

Beeinflusst eine verzögerte Sprachentwicklung das Sauberkeitstraining?

Eine verzögerte Entwicklung in einem oder mehreren Bereichen kann sich auf das Töpfchentraining auswirken.

Kinder mit verzögerter Sprachentwicklung brauchen oft mehr Zeit zum Sauberwerden. Da die Kommunikation ein wichtiges Element des Lernprozesses ist, fällt es ihnen oft schwerer, ihre Bedürfnisse auszudrücken.

Bei Problemen in einem Bereich, z. B. Koordinationsvermögen oder Sprachentwicklung, sollten Sie beim Sauberkeitstraining zusätzliche Unterstützung anbieten.

Können Krankheiten Rückfälle verursachen?

Für Rückfälle kann es verschiedene Gründe geben, z. B. wenn sich Ihr Kind unwohl fühlt.

Manchmal entgeht Eltern der Zusammenhang zwischen einer Erkrankung und fortwährenden Pannen. Denken Sie daran: Die Routine Ihres Kindes gerät aus dem Takt, wenn es sich unwohl fühlt, und es dauert, bis es sein Gleichgewicht wiedergewinnt.

Vermeiden Sie möglichst eine Rückkehr zu Windeln oder Trainerhosen, obwohl sie bei Durchfall und/oder anderen Erkrankungen kurzfristig hilfreich sein können.

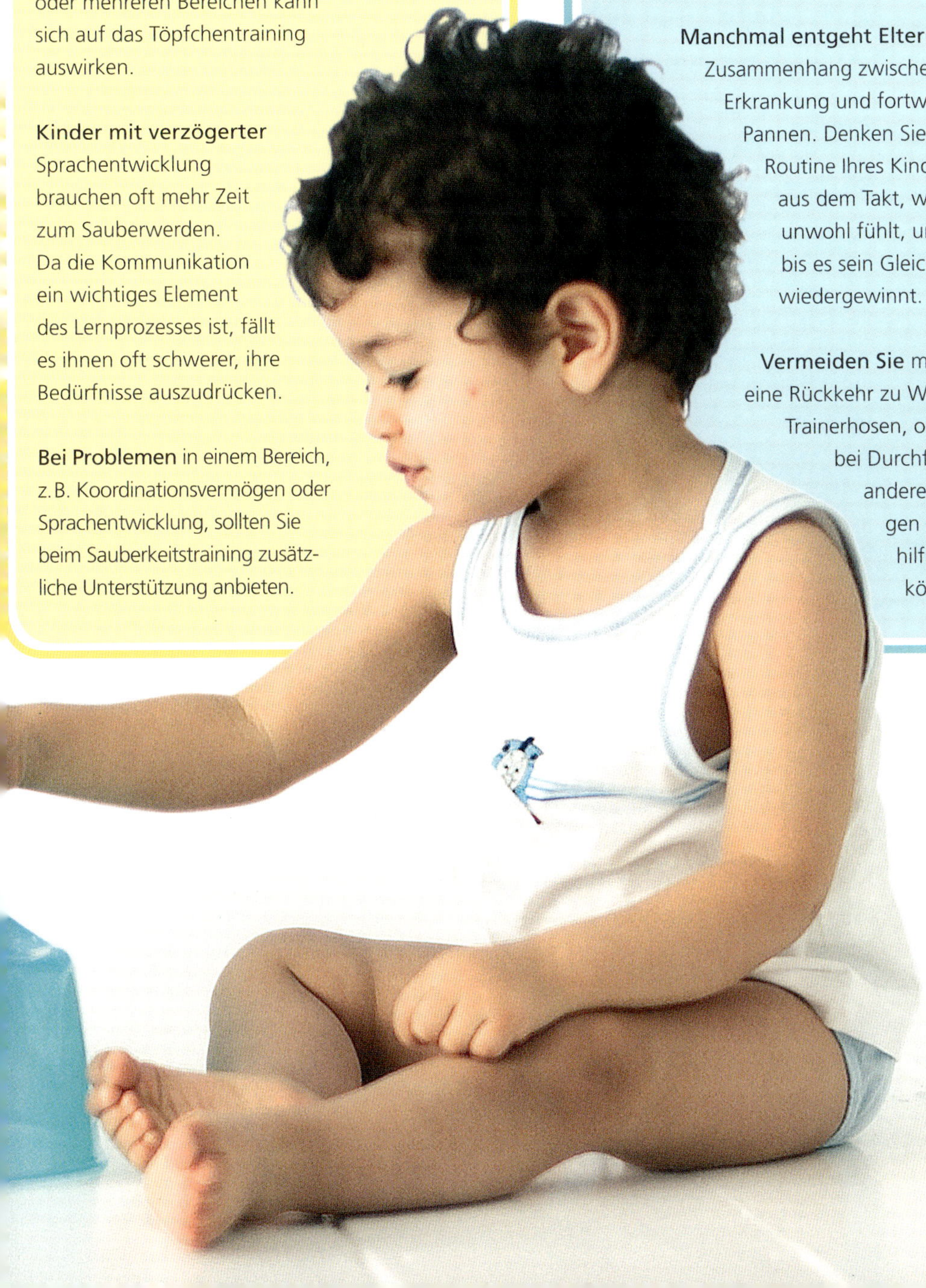

Wie Sie die Situation meistern

Ihr Umgang mit den Anforderungen des Sauberkeitstrainings beeinflusst die Fortschritte Ihres Kindes. Wenn Sie im Alltag voll ausgelastet und durch die zusätzlichen Säuberungsaktionen gestresst sind, spürt es die Anspannung, wird ängstlich oder sträubt sich, Topf bzw. Toilette zu benutzen. In diesem Fall sollten Sie überlegen, wie Sie den Prozess vereinfachen können.

Sich entspannen

Sie können den Stress beim Sauberkeitstraining mit ganz einfachen Mitteln abbauen:

- Schützen Sie das Sofa mit einer billigen Decke und den Teppichboden mit einem alten Läufer, um entspannter auf Missgeschicke zu reagieren.
- Bewahren Sie alle Putzmittel an einem Ort auf, damit sie notfalls schnell zur Hand sind.

Mehr als ein Kind

Kurz vor der Ankunft eines Babys mit dem Sauberkeitstraining zu beginnen ist nicht ideal, aber manchmal fällt es schwer, den richtigen Zeitpunkt zu erwischen. Vielleicht war Ihr Kind zu Beginn der Schwangerschaft schon fast trocken und ist nach der Geburt wieder rückfällig geworden – ein häufiges Szenario nach der Ankunft eines neuen Geschwisterchens.

Der Familienzuwachs bringt große Veränderungen mit sich: Das Baby ist ein Rivale um Ihre Aufmerksamkeit und ein Störenfried, der die Routine durcheinanderbringt. Wenn Sie all das einkalkulieren, fühlen Sie sich mental gerüstet und weniger gestresst. Bei Rückfällen sollten Sie sich vor Augen halten, dass es sich vermutlich um eine vorübergehende, verständliche Reaktion handelt.

Sie können und sollten sich und Ihrem Kind das Leben erleichtern. Stellen Sie z. B. beim Stillen den Topf in Ihrer Nähe auf, um es im Auge zu behalten und zu loben, falls es Erfolg hat. Wenn Sie das Baby zeitweilig im Wickeltuch herumtragen, ist es gut aufgehoben und Sie können dem Großen mehr Aufmerksamkeit widmen. Haben Sie keine Schuldgefühle, wenn Sie das Baby gelegentlich in sein Bettchen legen, um

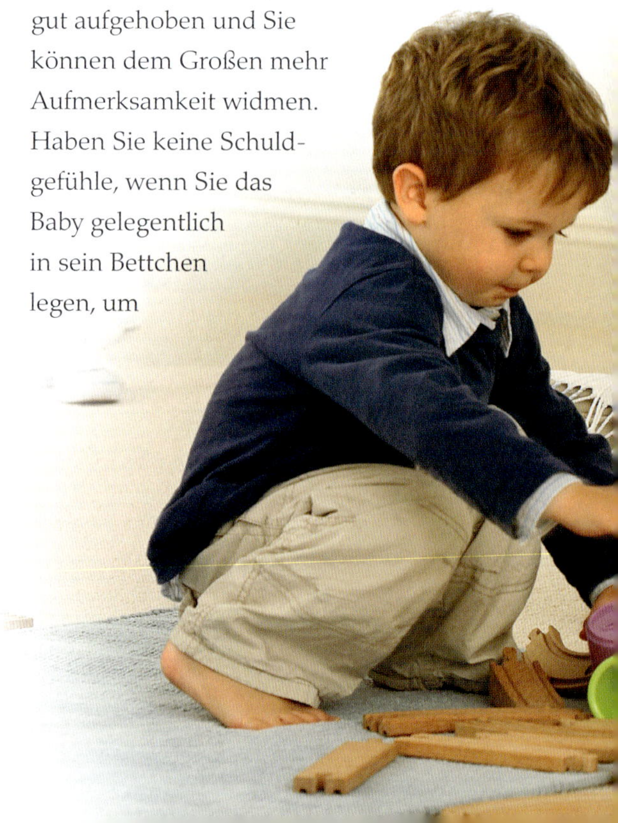

Ihrem Kind beim Abwischen, Anziehen oder Umziehen zu helfen. Auch Ihr Partner, Ihre Mutter oder eine Freundin können Ihnen manche Aufgaben abnehmen.

Rechnen Sie nach der Ankunft eines neuen Babys mit Rückfällen.

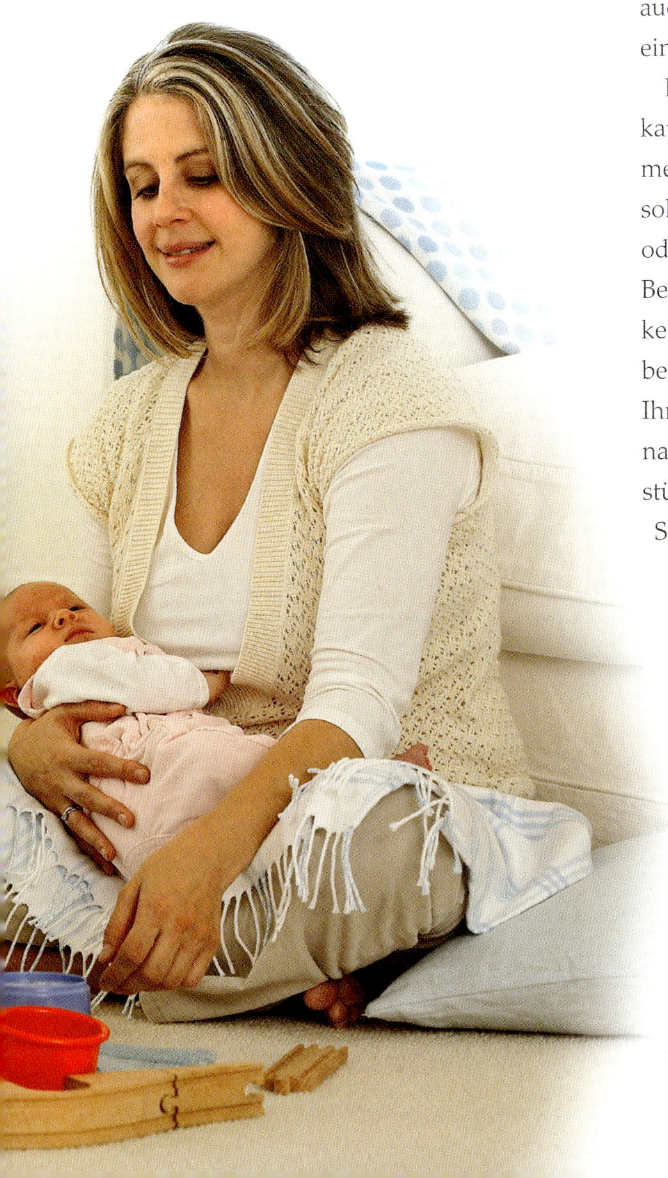

Wenn Sie ältere Kinder haben, sind Lärm und Trubel normal. Halten Sie sich möglichst an die eingespielte Routine, um die vielfältigen Anforderungen zu meistern.

Berufstätige Eltern

Wenn Sie Teil- oder Vollzeit arbeiten, fragen Sie sich vielleicht, wie Sie es schaffen sollen, das Sauberkeitstraining zu bewältigen oder nach Feierabend, wenn Sie erschöpft sind, auch noch Missgeschicke zu beseitigen und einen Berg Wäsche zu waschen.

Der Schlüssel zum Erfolg ist die Kommunikation mit den Betreuern Ihres Kindes. Stimmen Sie sich ab, wann das Training beginnen sollte – z. B. wenn Sie ein paar Tage frei haben oder an einem langen Wochenende. Die Bezugspersonen sollten Ihre Vorgehensweise kennen, die gleichen Signale verwenden und bei Pannen in Ihrem Sinne reagieren. Besucht Ihr Kind eine Krippe, erkundigen Sie sich nach der gängigen Praxis – vielleicht ist dort stündlich eine Topfpause vorgesehen –, damit Sie sich auch zu Hause daran halten können.

Falls Sie ein Belohnungssystem eingeführt haben, sollte es die betreuende Person, z. B. die Tagesmutter, ebenfalls verwenden. Halten Sie sich gegenseitig über die Fortschritte Ihres Kindes auf dem Laufenden, um auch Erfolge während Ihrer Abwesenheit gebührend anzuerkennen. Ein konsequentes Vorgehen verleiht Ihrem Kind Sicherheit und Selbstvertrauen während des Sauberkeitstrainings und beschert ihm zusätzliches Lob von wichtigen Bezugspersonen in seinem Leben: Großeltern und Betreuern.

Stillstand

Töpfchentraining verläuft unvorhersehbar. Wenn Sie denken, Ihr Kind hat jetzt den Bogen raus, gibt es plötzlich einen Rückfall, der Sie scheinbar zurück in Phase 1 katapultiert. Was können Sie tun, wenn der Prozess abrupt zum Stillstand kommt?

Wie kann das passieren?

Ihr Kind kommt bei der Sauberkeitserziehung gut voran, kleine Pannen passieren nur noch ein paarmal die Woche und Sie gratulieren sich bereits zu dem erfolgreichen Training. Und plötzlich kommt es wieder täglich zu Missgeschicken und Sie fragen sich, ob die ganze Mühe umsonst gewesen war.

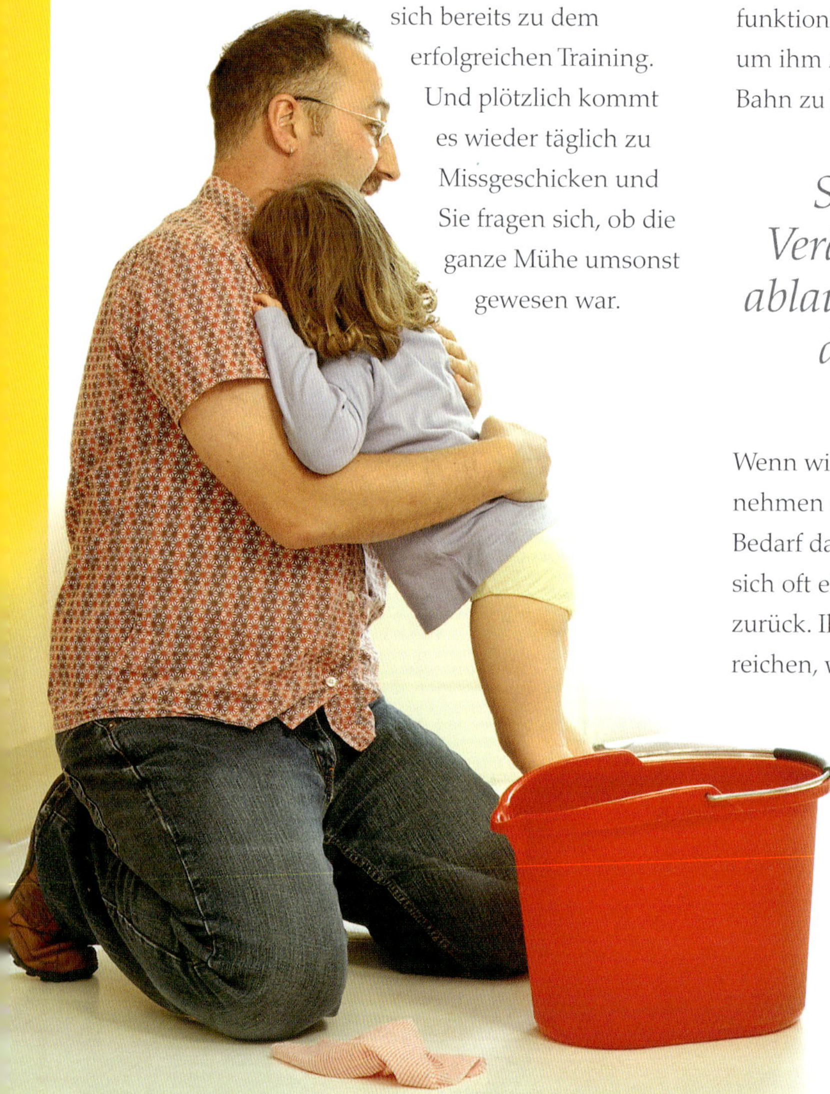

Sie können beruhigt sein, Rückfälle sind beim Töpfchentraining nichts Ungewöhnliches. Generell gilt: Um das Verhalten eines Kindes zu verstehen, muss man wissen, wie seine Welt funktioniert. Nur dann kann man Wege finden, um ihm zu helfen und es wieder in die richtige Bahn zu lenken.

Schon die kleinste Veränderung im Tagesablauf kann Ihr Kind aus der Bahn werfen.

Wenn wir als Erwachsene etwas Neues lernen, nehmen wir Informationen auf und greifen bei Bedarf darauf zurück. Kinder dagegen bewegen sich oft einen Schritt vor und zwei Schritte zurück. Ihr Liebling lernt in allen Lebensbereichen, was zwar aufregend, aber auch sehr anstrengend sein kann. Manchmal führt daher schon eine kleine Änderung im Tagesablauf oder ein nichtiger Zwischenfall zu einem Rückschritt.

Scheint Ihr Kind keine Fortschritte mehr beim Töpfchentraining zu machen, sollten Sie darüber nachdenken, was gerade in seinem Leben passiert. Oft liegt ein triftiger Grund für einen Stillstand vor, etwa ein Umzug, eine neue Tagesmutter oder der Eintritt in den Kindergarten. Nicht selten genügen aber schon kleine Bagatellen, wie das neue große Bett oder berufliche Veränderungen eines Elternteils.

Das können Sie tun

Wenn Sie glauben, den Grund für den Stillstand zu kennen, sollten Sie mit Ihrem Kind darüber reden und es dazu ermuntern, Ihnen zu erzählen, wie es sich fühlt. Manchen Kindern fällt es schwer, Emotionen auszudrücken. In diesem Fall sollten Sie behutsam über die Veränderungen in seinem Leben sprechen und ihm klarmachen, dass die kleinen Pannen in letzter Zeit verständlich sind. Versichern Sie Ihrem Kind, dass alles bald wieder gut sein wird und es dann mit dem Töpfchentraining weiter vorangehen wird.

Zurück zu Windeln?

Eine Rückkehr zu Windeln ist nicht zu empfehlen und sollte nur im äußersten Notfall geschehen, denn es verwirrt und zermürbt Ihr Kind. Ermuntern Sie es stattdessen, weiter aufs Töpfchen zu gehen, loben Sie es für seine Bemühungen und schenken Sie ihm viel Liebe und Streicheleinheiten.

Manchmal hilft es auch, zur Steigerung der Motivation das bewährte Belohnungssystem von früher wieder einzuführen (S. 45). Vielleicht gibt es auch Möglichkeiten, die Ängste Ihres Kindes zu zerstreuen, etwa indem Sie mit der Erzieherin im Kindergarten sprechen oder dafür sorgen, dass es auch nach einem Umzug im neuen Zuhause sofort vertraute Dinge um sich hat. Versichern Sie Ihrem Schatz immer wieder, dass der Rückschritt nur vorübergehend ist und dass Sie ihm helfen werden, mit dem Töpfchentraining weiterzumachen. Geben Sie ihm vor allem zu verstehen, dass Sie keinesfalls böse sind, wenn ihm jetzt verstärkt das eine oder andere Malheur passiert.

Ist Ihr Kind besonders gestresst, werden Sie sicher darüber nachdenken, das Töpfchentraining eine Weile auszusetzen. Eine bessere Alternative wäre, damit weiterzumachen, aber zu akzeptieren, dass es derzeit nicht so schnell vorangeht, wie Sie es gern hätten. In naher Zukunft wieder fast von vorne anfangen zu müssen wäre für alle Beteiligten ein wesentlich größeres Problem. Egal, wofür Sie sich entscheiden, denken Sie immer daran, dass früher oder später jedes Kind lernt, auf Töpfchen und Toilette zu gehen.

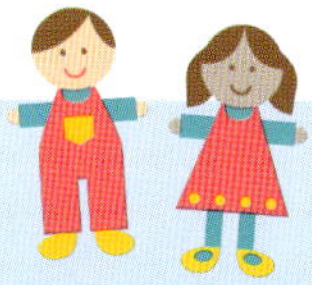

Körperliche Ursachen

Wenn Sie keinen besonderen Stressfaktor im Leben Ihres Kindes ausmachen, der zum Rückschritt führte, könnte er auch körperliche Ursachen haben. Manchmal machen ein Harnwegsinfekt oder eine Verstopfung (S. 92–93) den Gang zum Töpfchen zur Qual. Falls dies bei Ihrem Kind der Fall sein könnte, sollten Sie unbedingt einen Arzt aufsuchen.

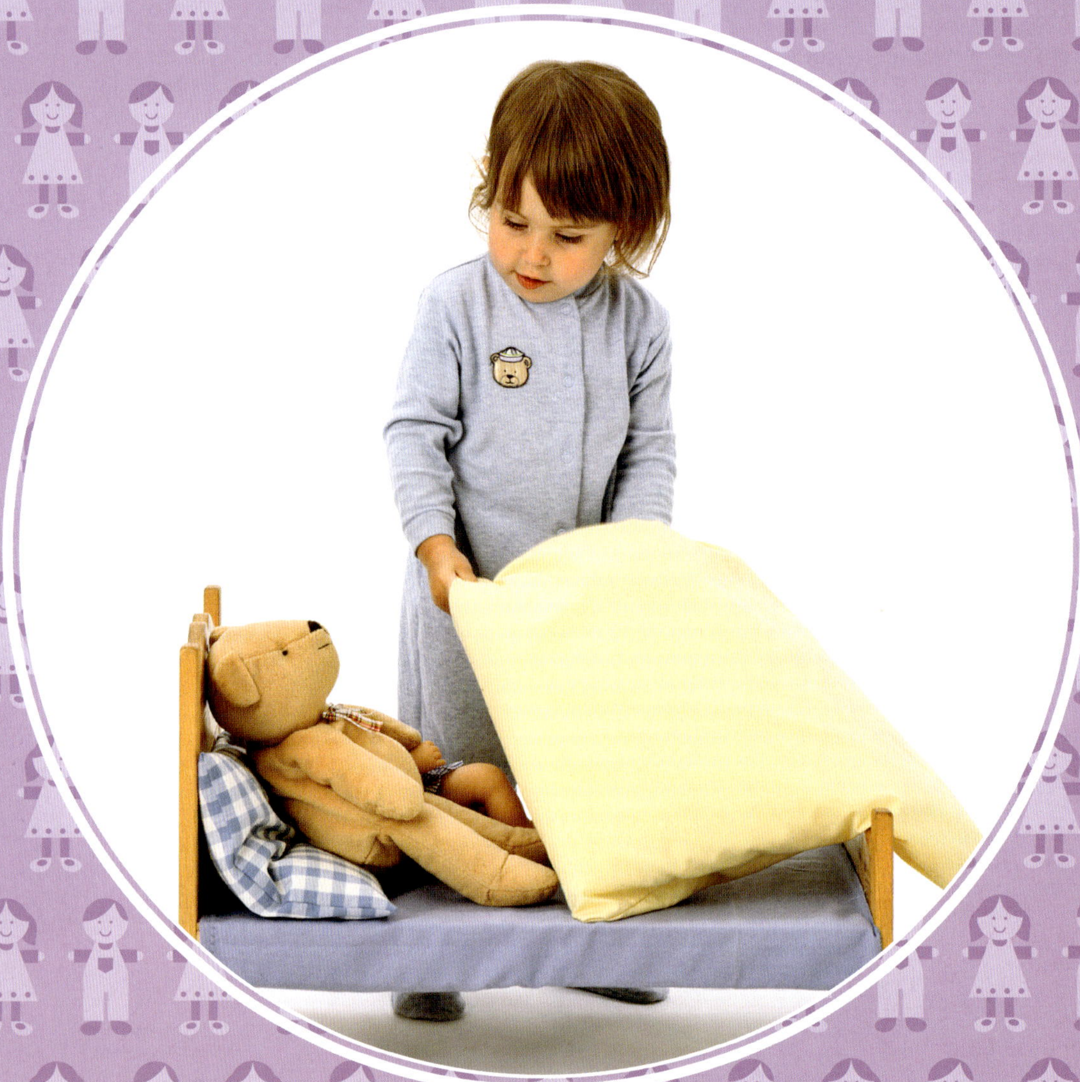

6

Trockene Nächte

Ihr Kind ist jetzt den ganzen Tag über sauber und trocken. Es wird jedoch noch eine Weile dauern, bis es auch nachts trocken bleibt. Die Muskeln der Blase müssen ausreichend entwickelt sein, damit Ihr Sprössling zehn oder zwölf Stunden am Stück durchhält. Natürlich möchten Sie den Windeln so schnell wie möglich für immer Adieu sagen, doch es wäre falsch, diesen letzten Schritt zu forcieren. Achten Sie auf Anzeichen, die die körperliche Bereitschaft signalisieren, aber erwarten Sie keine rasanten Erfolge. Bei manchen Kindern vollzieht sich der Prozess langsam und schrittweise. Andere dagegen sind mühelos innerhalb weniger Nächte sauber und erleiden danach nie wieder einen Rückfall.

Der nächste Schritt

Ihr Kind schafft es, tagsüber trocken zu bleiben – abgesehen von einem gelegentlichen Ausrutscher – und Sie fragen sich vielleicht, wie Sie es jetzt dazu bringen können, auch nachts auf die Windel zu verzichten. Tatsächlich wird es noch etwas dauern, bis seine Blase dafür stark genug ist, aber Sie können schon beginnen, auf Anzeichen dafür zu achten.

Zahlen und Fakten

Sie sollten wissen, dass das Alter, in dem Kinder nachts trocken bleiben, extrem variiert. Zwar liegt das Durchschnittsalter bei etwa vier Jahren, doch laut Statistik passieren einem von sechs Fünfjährigen, einem von sieben Siebenjährigen und einem von elf Neunjährigen nach wie vor nachts noch regelmäßig Pannen.

Nächte ohne Windeln

Nur weil Ihr Kind tagsüber trocken bleibt, heißt das nicht automatisch, dass es auch nachts keine Windeln mehr braucht. Wacht das Kleine noch regelmäßig mit nasser Windel auf und muss es tagsüber alle zwei Stunden auf das Töpfchen, ist es eher unwahrscheinlich, dass es eine ganze Nacht durchhalten wird. Die meisten Kinder schaffen es erst im Alter von etwa vier Jahren. Diejenigen, die beim Töpfchentraining wenig Probleme hatten und vielleicht auch schon relativ früh, also vor dem dritten Lebensjahr, damit begonnen haben, werden eventuell schneller nachts trocken. Dennoch wird es noch längere Zeit zu nächtlichen Pannen kommen. Das ist bis zum Alter von etwa fünf Jahren völlig normal.

Nachts trocken zu bleiben erfordert wesentlich mehr Kontrolle als tagsüber. Ihr Kind muss im Schlaf merken, dass seine Blase voll ist, und dann das Wasser instinktiv halten oder aufwachen und zur Toilette oder zum Töpfchen gehen. Manchen fällt das schon während des Mittagsschlafs schwer, da stellen zehn bis zwölf Stunden in der Nacht eine ziemliche Herausforderung dar. Bis seine Blase reif genug ist, wird Ihr Liebling sich also weiterhin nachts einnässen, ohne es zu merken.

Wann ist Ihr Kind bereit?

Irgendwann ist die Blase groß und kräftig genug, um das Wasser eine ganze Nacht lang zu halten. Oder aber der Harndrang ist so stark, dass das Kind aufwacht und auf die Toilette oder das Töpfchen geht. Vor allem Ältere teilen einem manchmal von selbst mit, dass sie nachts keine Windeln mehr tragen wollen – oft motiviert durch größere Geschwister oder Freunde –, und sind begierig darauf, es endlich ohne zu versuchen. Wenn Ihr Kind kein besonderes Interesse am Weglassen der nächtlichen Windel zeigt, sollten Sie auf Anzeichen achten, dass es bereit dazu ist (siehe rechts). Hält es tagsüber sehr lange Zeit aus, nässt nachts aber nach wie vor ein, sollten Sie vielleicht von sich aus die Initiative ergreifen. Schlagen Sie Ihrem Kind vor, es nachts doch mal ohne Windel zu versuchen und stattdessen auf Töpfchen oder Toilette zu gehen, wenn es muss. Lässt es sich darauf ein, sollten Sie sich dennoch auf einen längeren Prozess mit etlichen Rückschlägen einstellen, denn es wird eine Weile dauern, bis es seine Blase nachts im Griff hat. Setzen Sie es keinesfalls unter Druck und stellen Sie keine Vergleiche zu Gleichaltrigen an. Ihr Kleines wird nachts trocken bleiben, wenn seine Blase dafür reif genug ist, und es wird dieses Ziel in seinem eigenen Tempo erreichen.

Diese Anzeichen sprechen dafür, dass es gelingen könnte, die Nacht trocken zu überstehen:

- **Die Windeln** waren morgens schon mehrmals trocken. Sind sie nass, aber warm, heißt das, Ihr Kind hat fast die ganze Nacht durchgehalten und nur einmal uriniert.
- **Es wacht nachts auf,** wenn es auf das Töpfchen muss. Vielleicht ruft es auch nach Ihnen und teilt Ihnen mit, dass es muss.
- **Es gelingt ihm,** tagsüber etwa drei bis vier Stunden am Stück trocken zu bleiben.

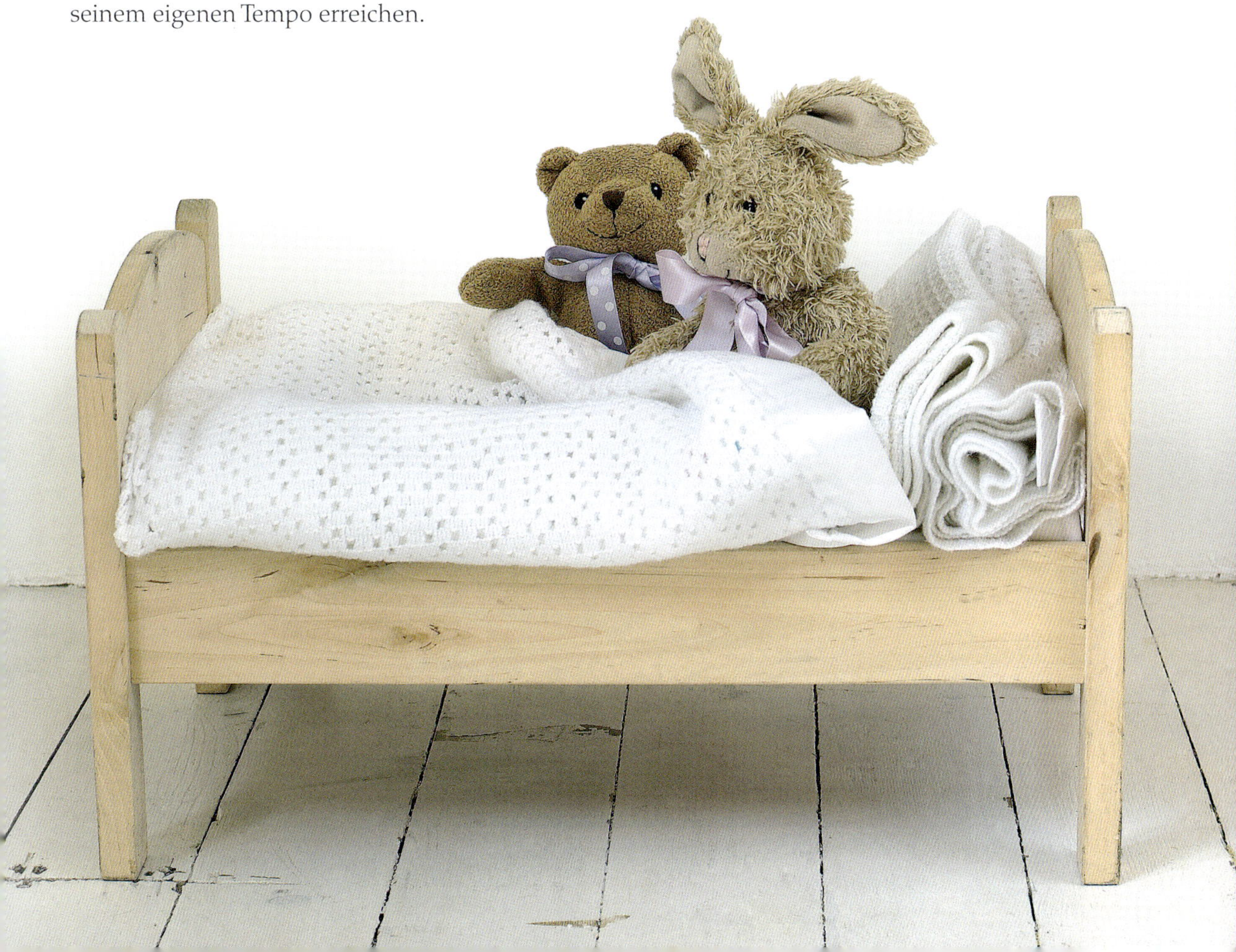

Der Beginn

Ihr Kind zeigt alle Anzeichen, dass es auch nachts ohne Windel auskommen kann (S. 76–77), deshalb können Sie beruhigt mit dem nächtlichen Training beginnen. Genau wie bei der Umstellung am Tag ist es wichtig, dass Ihr Sprössling nicht nur körperlich, sondern auch seelisch dazu bereit ist.

Darüber reden

Bevor Sie Ihr Kind mit dem Töpfchen bekannt machten, haben Sie viel Vorarbeit geleistet. Sie sprachen mit ihm darüber, wofür es gut ist, und erzählten ihm, warum es wichtig ist, sauber zu werden. Sie haben es eingehend vorbereitet und motiviert. Natürlich weiß Ihr Kind inzwischen genau, worum es beim Sauberwerden geht, doch das heißt nicht, dass es auch nachts schon problemlos ohne Windel auskommen wird. Sie sollten deshalb diesen nächsten Schritt mit ihm besprechen.

Erzählen Sie Ihrem Kind, wie stolz Sie sind, weil es das Töpfchentraining bisher so gut gemeistert hat, und dass Sie denken, es wäre nun so weit, ganz ohne Windeln auszukommen. Erklären Sie Ihrem Kind, dass es wahrscheinlich ein paar Pannen geben wird, doch die seien völlig normal und nichts, worüber es sich Sorgen machen müsste. Fragen Sie es, ob es diesen letzten Schritt wagen möchte, und machen Sie

Eine wasserdichte Betteinlage verhindert schlimmere Pannen.

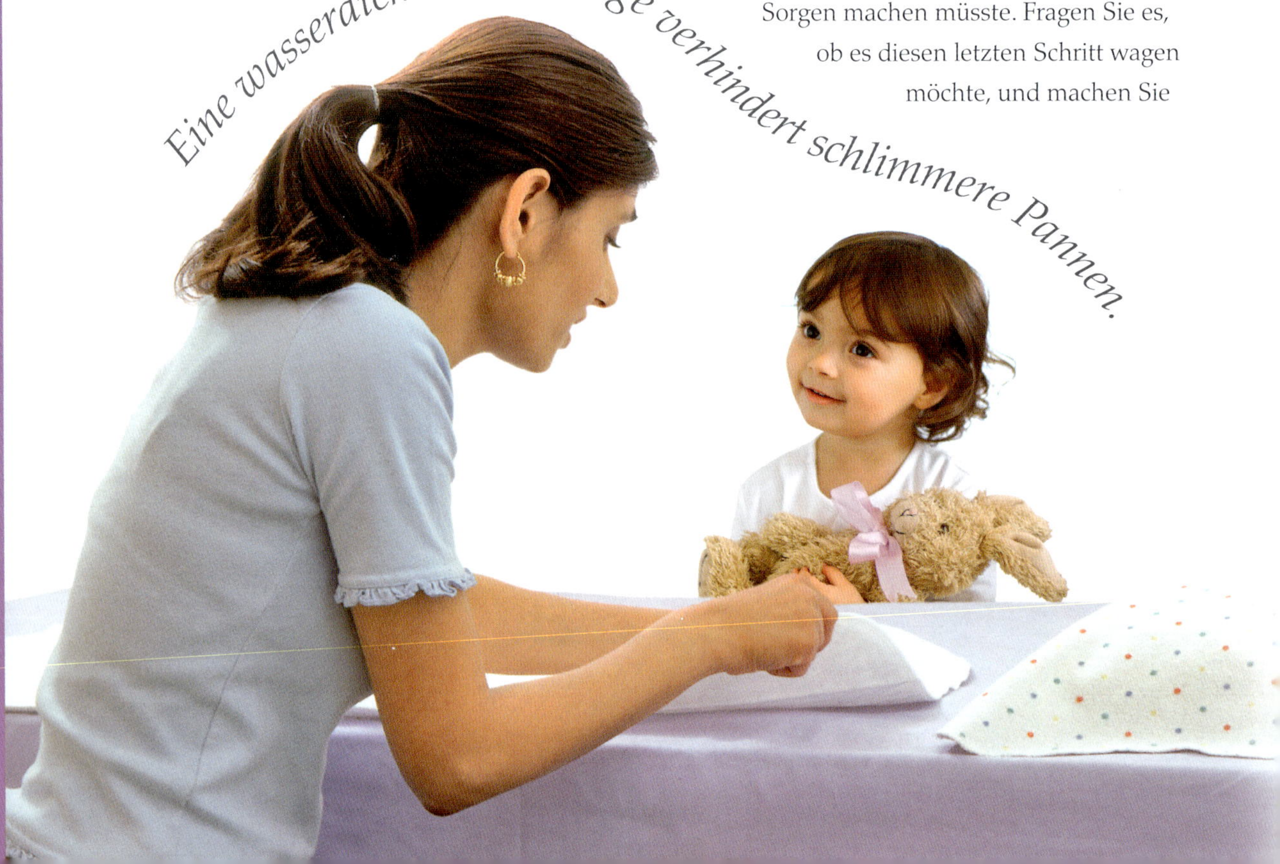

einen Plan, falls es nachts aufwacht. Die Vorstellung, aufzuwachen und im Dunkeln allein aufs Töpfchen oder die Toilette gehen zu müssen, jagt vielen Kindern Angst ein. Versichern Sie ihm, dass Sie immer an seiner Seite sind und die Sache gemeinsam meistern werden.

Lassen Sie Ihr Kind wissen, dass es völlig normal ist, nachts zur Toilette zu gehen, sonst denkt es noch, es müsse bis zum Morgen aushalten. Vielleicht möchte es Sie nachts wecken, damit Sie es zur Toilette bringen, oder es möchte einen Topf neben dem Bett haben, damit es den Raum nicht verlassen muss. Vielleicht ist es ihm auch lieber, Sie erst zu rufen, wenn es sein Geschäft erledigt hat, damit Sie es wieder ins Bett bringen und zudecken können.

Alles bereit

Sobald Sie und Ihr Kind sich auf einen Plan geeinigt haben, kann es losgehen. Legen Sie eine wasserdichte Einlage in sein Bett und erklären Sie ihm, wofür sie da ist, wenn es danach fragt. Ermuntern Sie es, noch einmal zur Toilette zu gehen, bevor es ins Bett steigt. Sorgen Sie dafür, dass es auch nachts den Weg ins Bad findet. Räumen Sie Stolperfallen aus dem Weg und stellen Sie eventuell ein Nachtlicht auf.

Manchmal wachen Kinder nachts ohne ersichtlichen Grund auf. Wenn das geschieht, sollten Sie das Kleine dazu ermuntern, auf die Toilette zu gehen, bevor es wieder einschläft. Es kann eine Weile dauern, bis es die Verbindung zwischen Aufwachen und Harndrang herstellt.

Wenn es Nacht wird ...

Vermutlich wird Ihr Kind die ersten Nächte nicht ohne Pannen überstehen. Loben und ermuntern Sie es dennoch bei jeder Gelegenheit: wenn es vorm Schlafengehen zur Toilette geht, wenn es aufwacht – selbst, wenn es Ihnen nur mitteilt, dass es eine Panne gab –, und natürlich, wenn es die ganze Nacht trocken bleibt. Erinnern Sie es daran, morgens nach dem Aufwachen als Erstes zur Toilette zu gehen, auch wenn es in der Nacht schon war. Denken Sie daran, dass es keine Kontrolle darüber hat, ob es nachts uriniert oder nicht. Deshalb dürfen Sie es nie unter Druck setzen. Ihr Ziel sollte stattdessen sein, es durch Ihr Lob zu unterstützen, zu motivieren, ihm Geborgenheit zu vermitteln und es für seine Erfolge zu belohnen.

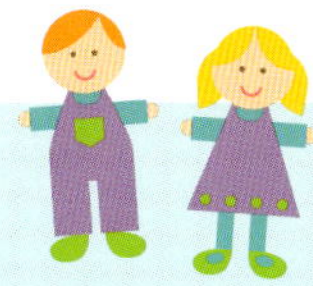

Gut vorbereitet

Bereiten Sie alles vor, ehe Ihr Kind zum ersten Mal versucht, nachts ohne Windel auszukommen:

- **Eine waschbare, wasserdichte** Betteinlage ist äußerst praktisch. Viele haben oben eine weiche Baumwollseite und eine atmungsaktive, wasserdichte Unterseite, sodass sie nicht am Körper kleben oder bei jeder Bewegung rascheln.
- **Ein Nachtlicht** wirkt tröstend und hilft Ihrem Kind, im Dunkeln seinen Weg zu finden.
- **Ein Töpfchen neben dem Bett** kann sich in den ersten Nächten ohne Windel als sehr hilfreich erweisen.

Der Umgang mit nächtlichen Pannen

Nächtliches Einnässen kann Wochen, Monate oder noch länger vorkommen. Es scheint, dass Jungen länger brauchen, um nachts trocken zu bleiben, als Mädchen. Ärger und Stress halten sich in Grenzen, wenn Sie akzeptieren, dass Missgeschicke Teil des Lernprozesses sind, und wenn Sie versuchen, die Folgen nächtlicher Unfälle zu minimieren.

Ihre Reaktion

Nachts ohne Windeln auszukommen ist für Ihr Kind ein großer Schritt. Es lernt nicht nur, nachts auf Harndrang zu reagieren, es muss auch damit klarkommen, im Dunkeln aufzuwachen und aufs Töpfchen oder die Toilette zu gehen, was am Anfang schon etwas beängstigend sein kann. Zu Beginn des nächtlichen Trainings müssen Sie mit zwei bis drei Unfällen pro Woche rechnen. Doch wenn seine Blase kräftiger wird, kann es zehn bis zwölf Stunden aushalten. Normalerweise kommt es immer seltener zu Pannen, bis sie mit etwa fünf Jahren überhaupt nicht mehr auftreten.

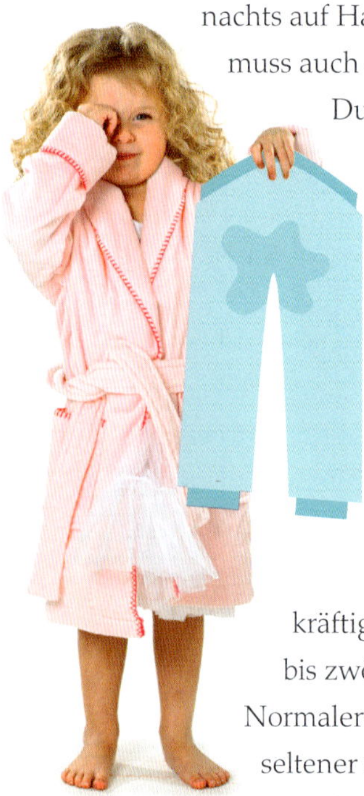

Bleiben Sie ruhig, wenn Ihr Kind sich nass gemacht hat. Es ist schon schlimm genug, in nasser Kleidung auf einem feuchten Laken zu liegen. Hat es auch noch das Gefühl, dass Sie wütend sind, wird es sich wie ein Versager fühlen, was noch häufigeres Bettnässen zur Folge haben kann. Indem Sie mit nächtlichen Pannen genauso umgehen wie mit kleinen Missgeschicken bei Tag – sie als natürlichen und erwarteten Teil des Lernprozesses sehen –, verhindern Sie, dass Ihr Kind demotiviert aufgibt.

Nächtliche Pannen gehören zum Lernprozess und sind kein Grund zur Wut oder zur Sorge.

Zeigen Sie ihm auch auf keinen Fall, dass Sie sich wegen seines Einnässens Sorgen machen, sonst bekommt es Angst und das kann sich schlimmstenfalls negativ auf seine Fähigkeit, nachts durchzuhalten, auswirken.

Bedrückt es Ihr Kind, wenn es nachts ins Bett macht, sollten Sie ihm versichern, dass es sich einfach nur um eine Phase handelt. Erklären Sie ihm, dass sich die Blase wie ein Ballon füllt und sich entleert, wenn sie zu voll wird. Sein Gehirn wird ihm bald mitteilen, wenn es so weit ist. Bestrafen Sie Ihr Kind niemals fürs Bettnässen, das kann schwere Folgen für seine Psyche haben.

Aktive Hilfe

Sie können einiges dazutun, dass Ihr Kind lernt, nachts seine Blase zu kontrollieren:

• **Geben Sie ihm tagsüber** regelmäßig zu trinken. Abends vielleicht etwas weniger als morgens, doch schränken Sie keinesfalls seine Flüssigkeitszufuhr ein. Die Blase gewöhnt sich nämlich an weniger Flüssigkeit und reagiert dann genauso, als wäre sie voll. Durch reichliches Trinken lernt Ihr Kind tagsüber die Signale einer vollen Blase zu erkennen, sodass es ihm bald leichterfällt, auch nachts die Signale richtig zu deuten.

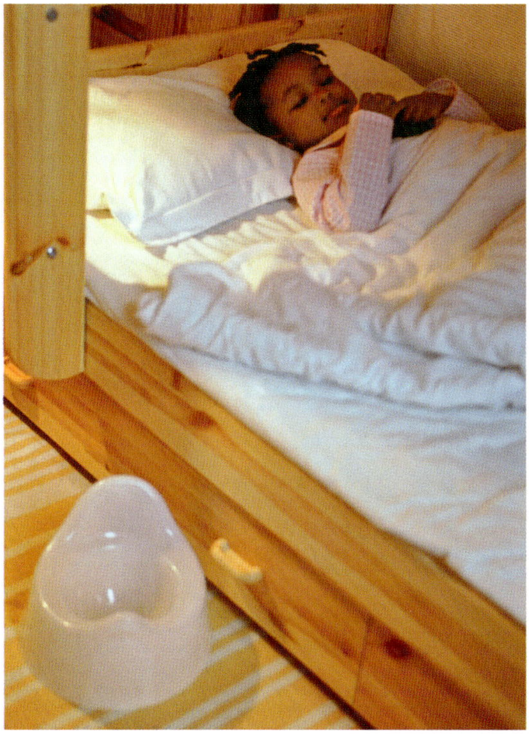

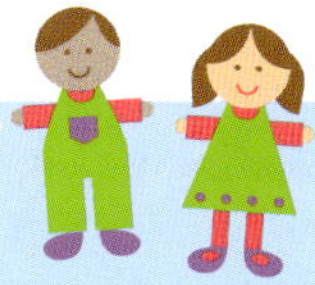

Nächtliche Toilettenbesuche

Manche Eltern versuchen nächtliche Pannen zu vermeiden, indem sie ihr schlafendes Kind aus dem Bett heben und auf die Toilette setzen, bevor sie selbst zu Bett gehen. Das ist weder falsch noch richtig und gilt in manchen Familien als bewährtes Rezept gegen nächtliche Missgeschicke. Ein Kind, das im Halbschlaf auf die Toilette gesetzt wird, lernt jedoch nicht, die Signale seiner vollen Blase zu erkennen und darauf zu reagieren. Es wird dadurch eher ermutigt, nachts zu urinieren als auszuhalten. Sehr wahrscheinlich wird es sich auch nicht daran erinnern, dass es nachts mit Ihnen zur Toilette ging, was den Prozess des nächtlichen Sauberwerdens unnötig in die Länge zieht.

• **Meiden Sie Getränke** mit Kohlensäure, denn sie regen die Blase an.

• **Vorm Schlafengehen** sollte Ihr Kind immer die Toilette aufsuchen.

• **Ermutigen Sie es** immer wieder und loben Sie es, wenn es nachts trocken bleibt.

Ersatzpyjama und -bettwäsche in der Nähe des Kinderbettes minimieren den Stress eines nächtlichen Wechsels. Eine kleine Dusche am Morgen beseitigt den Uringeruch, für den andere Kinder oft ein feines Näschen haben.

Das Bettnässen hört nicht auf

Es ist nicht ungewöhnlich, wenn selbst ältere Kinder ins Bett machen. Etwa eines von sechs Fünfjährigen nässt nachts noch regelmäßig ein, was man auch als Enuresis nocturna bezeichnet. Beruhigen und ermutigen Sie Ihr Kind, sodass es diese Phase bald überwindet.

Besteht Grund zur Sorge?

So wie Ihrem Kind während der ersten Nächte ohne Windel immer wieder Pannen passieren, kann es auch nicht kontrollieren, wenn es nach dem fünften Lebensjahr noch einnässt. Aus diesem Grund darf es dafür auch nicht gerügt werden. Oft hängt es von Ihrer eigenen Wahrnehmung ab, ob Bettnässen zum Problem wird oder nicht. Vielleicht haben Sie selbst in diesem Alter noch regelmäßig ins Bett gemacht und sehen die Sache deshalb recht entspannt, weil Sie wissen, dass Ihr Kind irgendwann damit aufhören wird. Oder Sie sind beunruhigt, weil die Kinder von Freunden in diesem Alter nachts bereits dauerhaft trocken bleiben. Meistens aber beginnen sich Eltern erst dann zu sorgen, wenn das Bettnässen das soziale Leben ihres Kindes behindert: Es merkt, dass andere Kinder in seinem Alter nachts keine Windeln mehr brauchen oder nicht ins Bett machen, und fängt an, sich dafür zu schämen, sodass es nicht an Übernachtungspartys oder ähnlichen Veranstaltungen teilnehmen will.

Bettnässen kann frustrierend sein, aber es gibt Lösungen dafür.

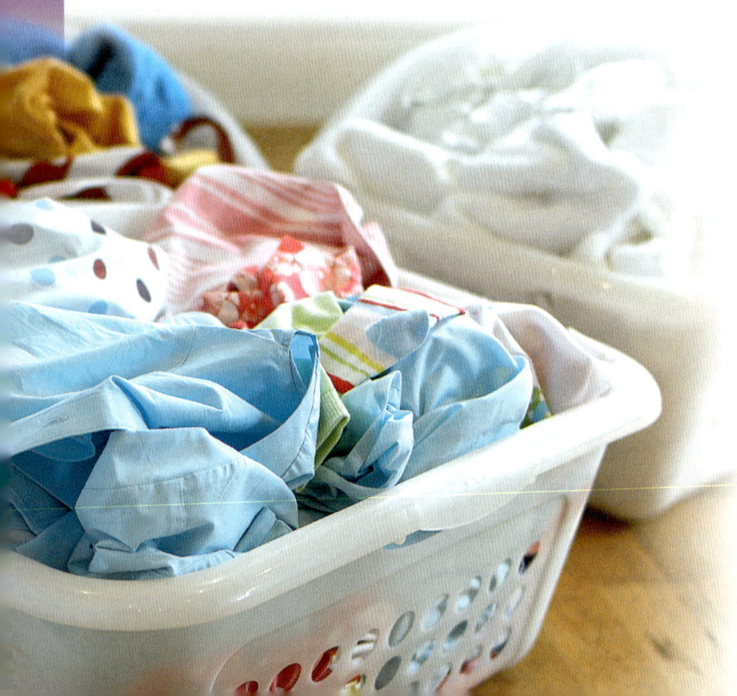

Die Ursachen für Bettnässen

Wenn Kinder auch mit fünf Jahren oder älter noch ins Bett machen, liegt das oft nur daran, dass sie etwas länger brauchen, um ein Gefühl für eine volle Blase zu entwickeln.

Manche Kinder haben auch kleinere Blasen. Bettnässen kann vererbt werden, wobei Jungen zweimal so häufig darunter leiden wie Mädchen. Neueste Forschungen besagen, dass Bettnässen auch auftreten kann, wenn der Körper zu wenig von dem antidiuretischen Hormon Vasopressin produziert, das die Urinproduktion in der Nacht reduziert. Manchmal können

Krankheiten dahinterstecken wie Verstopfung (S. 92) oder seltener auch eine Harnwegsinfektion (S. 93). In solchen Fällen wird Ihnen der Kinderarzt weiterhelfen.

Was auch immer die Ursache ist, Sie sollten sich klarmachen, dass Ihr Kind nicht aus Faulheit oder Trotz ins Bett macht und dass es Ihr Verständnis und Ihre Unterstützung braucht, um diese Phase schließlich zu überwinden.

Ein Schritt zurück

Manchmal erleidet ein Kind, das nachts schon trocken war, einen Rückfall und nässt wieder ein. Man nennt das auch sekundäre Enuresis. Das geschieht häufig als Reaktion auf stressige Situationen, etwa einen Umzug oder Spannungen innerhalb der Familie.

Überlegen Sie, was Ihrem Kind Probleme bereiten könnte, und leisten Sie ihm dann liebevollen Beistand. Ist der Grund nicht offensichtlich, kann ein Gespräch mit der Betreuungsperson Aufschluss darüber geben, was Ihr Kind belasten könnte.

So können Sie helfen

Zeigen Sie Ihrem Kind, dass Sie ihm Verständnis entgegenbringen, und lassen Sie es wissen, dass die nächtlichen Pannen nicht seine Schuld sind. Das wird Ihr Kind enorm beruhigen und seine Ängste lindern, sodass sich das Problem tatsächlich vielleicht schon alleine dadurch beheben lässt.

Leisten Sie weiterhin praktische Hilfe (S. 79), um das Bettnässen zu verhindern oder zumindest die Auswirkungen einzudämmen. Für ältere Kinder, die nach wie vor Schwierigkeiten mit dem Trockenbleiben in der Nacht haben, gibt es spezielle Unterhosen. Sie sehen ganz normal aus, besitzen aber eine sehr dünne, extrem saugfähige Einlage. So ausgestattet kann Ihr Kind ganz beruhigt auch an Übernachtungspartys bei Freunden oder an Familientreffen teilnehmen, ohne peinliche Pannen befürchten zu müssen.

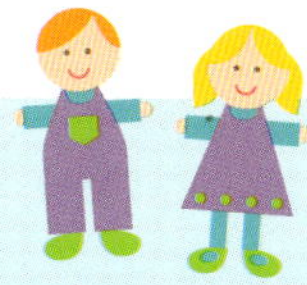

Wann brauchen Sie Hilfe?

Hält das Bettnässen an und Sie fürchten um das Selbstwertgefühl Ihres Kindes, sollten Sie sich beim Arzt über ein Blasentrainingsprogramm oder eine Alarmtherapie informieren, die beide bei älteren Kindern gut funktionieren. Die Alarmthearpie arbeitet mit einem Feuchtigkeitssensor, der das Kind mit einem Signalton aufweckt, sobald es anfängt zu urinieren. Mit der Zeit wird so die Blase darauf konditioniert, sich zu melden.

Gelegentlich verschreiben Ärzte Medikamente, die die nächtliche Urinproduktion verringern, doch das ist keine Dauerlösung. Wenn Sie vermuten, dass Ihr Kind Probleme beim Wasserlassen hat, sehr viel Urin produziert oder sehr durstig ist, sollten Sie abklären lassen, ob nicht eine andere Ursache hinter dem Bettnässen steckt. In Internetforen können Sie sich mit anderen Eltern in derselben Situation austauschen.

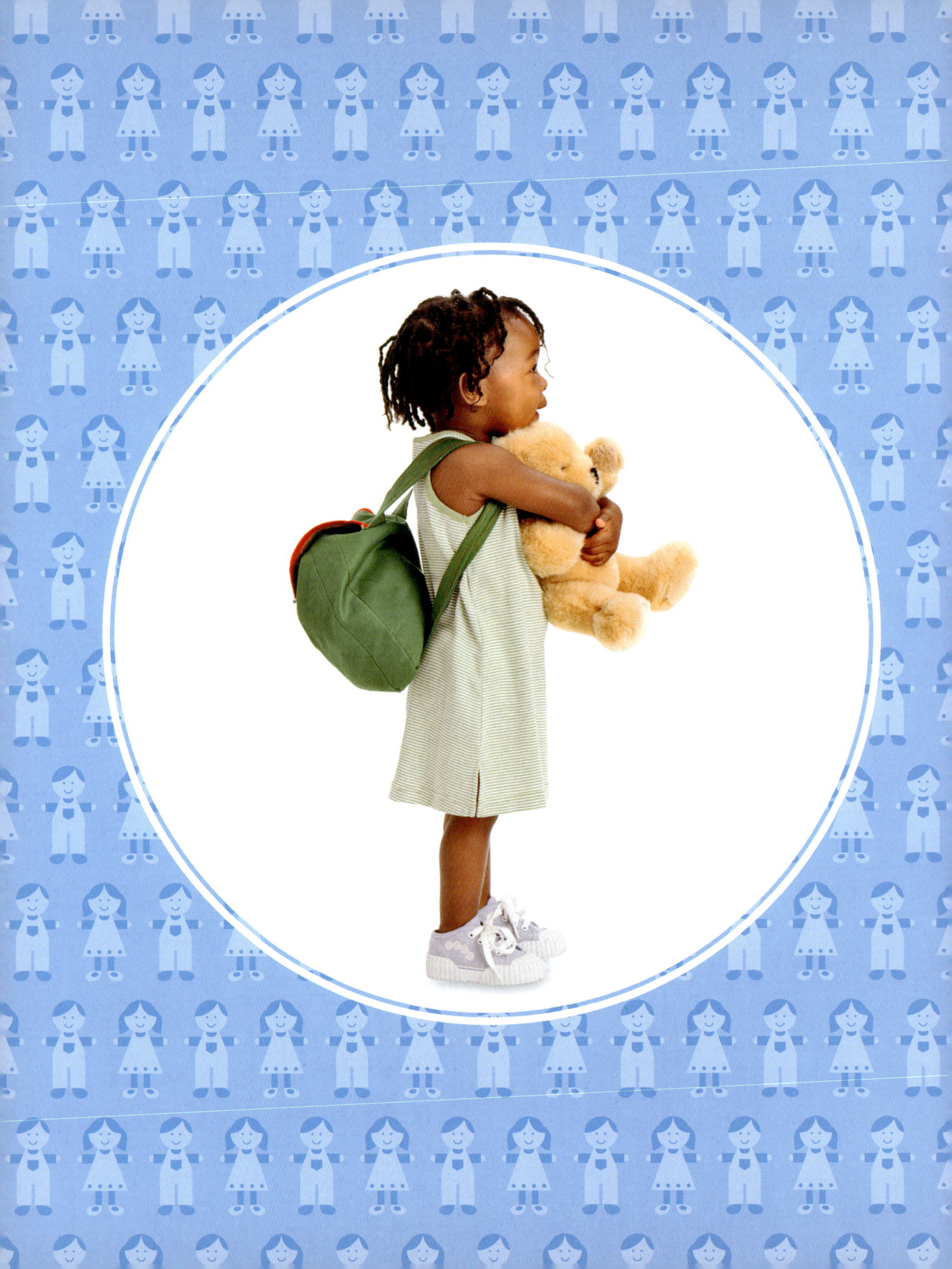

7

Besondere Situationen

Jede Familie und jedes Kind sind anders. Es wird Zeiten geben, in denen Sie Ihre Vorgehensweise bei der Sauberkeitserziehung besonderen Umständen anpassen müssen. Vielleicht kommt Ihr Schatz in den Kindergarten und Sie machen sich Sorgen, dass er noch nicht bereit dafür ist. Oder Ihr Kind pendelt wegen einer Scheidung zwischen zwei Haushalten. Oder es hat besondere Bedürfnisse, die eine spezielle Form von Unterstützung verlangen. Es ist wichtig, auf alle besonderen Anforderungen einzugehen. Eltern und Betreuungspersonen sollten auch wissen, dass sich bestimmte Krankheiten, zum Beispiel eine Harnwegsinfektion, auf das Töpfchentraining auswirken. Anzeichen, dass etwas nicht stimmt, zu erkennen, bedeutet, schnell Maßnahmen ergreifen zu können, die Ihr Kind wieder auf den richtigen Weg bringen.

Bereit für den Kindergarten?

Sie sind sicher, dass Ihr Kind in seinem eigenen Tempo sauber und trocken sein wird, stehen aber unter Druck, weil das in vielen Kindergärten eine Voraussetzung für die Aufnahme ist. Solche »Termine« sind beim Training wenig hilfreich, doch wenn Sie sich beizeiten Gedanken darüber machen, ist Ihr Kind besser für den großen Tag gerüstet.

Vorbereitungen treffen

Vielleicht machen Sie sich Sorgen, wie Ihr Kind mit den Toilettenregeln im Kindergarten zurechtkommen wird. Sie sollten aber vermeiden, sich etwas anmerken zu lassen. Ihr Kind hat ein anderes Zeitverständnis, und wenn es spürt, dass es bis zu einem bestimmten Termin trocken sein muss, kann das zu Stress und noch mehr Missgeschicken führen. Der Besuch des Kindergartens ist ein großer Schritt und Ihr Liebling sollte sich zuversichtlich und unterstützt fühlen, statt sich den Kopf über mögliche Pannen zu zerbrechen.

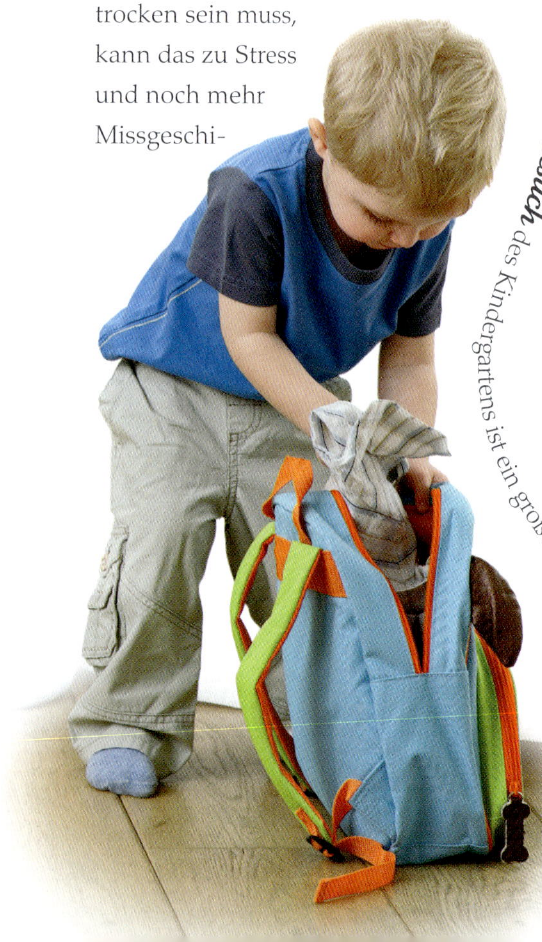

Der Besuch des Kindergartens ist ein großer Schritt.

Welche Regeln gibt es dort?

Informieren Sie sich über die Toilettenregeln im Kindergarten. Wenn Ihr Kleines noch nicht bereit ist, mit dem Sauberkeitstraining zu beginnen, sprechen Sie mit den Betreuern. Vielleicht werden anfangs Trainerhosen verlangt. Das ist keine optimale Lösung, denn Kinder merken nicht gleich, dass etwas in die Hose gegangen ist, aber Sie müssen unter Umständen Kompromisse eingehen und akzeptieren, dass das Sauberkeitstraining länger dauern kann.

Erkundigen Sie sich, ob und wie Ihrem Kind nach einem Missgeschick geholfen wird. Vielleicht soll Ihr Kind einen Plastikbeutel für die Kleidung zum Wechseln mitbringen, in dem es die nassen oder beschmutzten Sachen nach Hause mitnimmt.

Klären Sie die Betreuer über den Trainingsstand auf. Die Erzieherinnen werden ohnehin bald merken, wie weit Ihr Sprössling ist, und

Gut vorbereitet

Statten Sie dem Kindergarten vorab mehrmals einen Besuch ab, gemeinsam mit Ihrem Kind. Nehmen Sie die Toiletteneinrichtungen in Augenschein und informieren Sie sich bei den Betreuern nach den diesbezüglichen Regeln. Lassen Sie Ihr Kind die Toiletten, wenn möglich, probeweise benutzen (wenn es dazu bereit ist), um sich damit vertraut zu machen.

wenn Sie von Anfang an Klartext reden, kann man ihm das richtige Maß an Hilfe und Unterstützung zuteilwerden lassen, damit er sich in der neuen Umgebung wohlfühlt.

Eingewöhnung

Wenn Sie sich über die tägliche Routine im Kindergarten informiert haben, können Sie bestimmte Abläufe zu Hause einführen, damit Ihr Kleines optimal auf den Wechsel vorbereitet ist. Vielleicht erinnern die Betreuer die Kinder halbstündlich daran, zur Toilette zu gehen, oder bringen sie in regelmäßigen Abständen dorthin, z.B. nach dem Essen oder vor dem Spielen im Freien. Falls Sie daheim nach einer ähnlichen Methode vorgehen, ist Ihr Kind beim Eintritt in den Kindergarten mit den Abläufen vertraut und hat unter Umständen schon gelernt, die Blase darauf einzustellen.

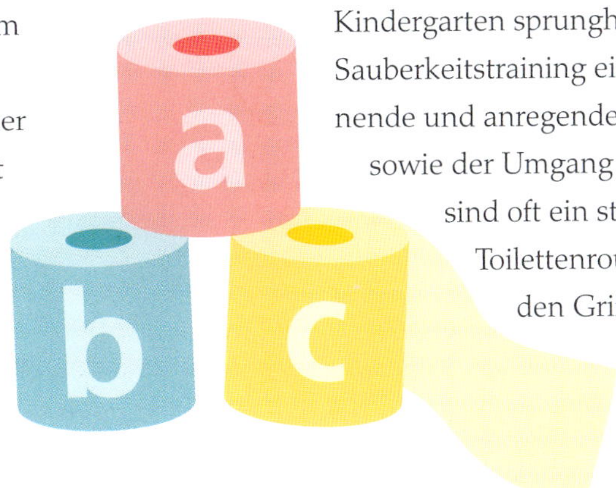

Fortschritte und Rückschritte

Wenn Ihr Kind das Sauberkeitstraining gut im Griff hat und Sie der Meinung sind, dass es auch im Kindergarten zurechtkommt, können unverhoffte Rückfälle nach dem Wechsel frustrierend sein. Halten Sie sich vor Augen, dass es sich an eine neue Umgebung, neue Kinder, neue Betreuer und an einen neuen Tagesablauf gewöhnen muss – zahlreiche Veränderungen, die mühevolle Anpassungen erfordern. Haben Sie Geduld und überlegen Sie gemeinsam mit den Betreuern, wie man Ihr Kind unterstützen kann. Vielleicht traut es sich nicht, die Betreuerin darauf aufmerksam zu machen, dass es zur Toilette muss. In diesem Fall könnten die Erzieherinnen Ihr Kind regelmäßig darauf ansprechen.

Einige Kinder begrüßen Veränderungen und reagieren gut auf die neue Toilettenroutine.

Wenn Ihr Kind zu müde wirkt, um zu reagieren, sollten Sie zu Hause auf ausreichenden Schlaf achten, damit es den Tag besser meistert.

Vermutlich werden nach dem Eintritt in den Kindergarten sprunghafte Erfolge beim Sauberkeitstraining eintreten. Die spannende und anregende neue Umgebung sowie der Umgang mit Gleichaltrigen sind oft ein starker Anreiz, die Toilettenroutine endgültig in den Griff zu bekommen.

Mehr als ein Haushalt

Die tägliche Routine Ihres Kindes kann sich auf mehrere Haushalte verteilen: Vielleicht bleibt es während der Woche in der Obhut einer Tagesmutter, im Haus der Großeltern oder abwechselnd bei Ihnen oder Ihrem Partner, falls Sie getrennt leben. In diesem Fall sollten Sie überlegen, wie Sie alle das Sauberkeitstraining einheitlich gestalten.

Eine gemeinsame Linie

Die Sauberkeitserziehung umfasst vielfältige und komplexe Lernprozesse. Deshalb sollten widersprüchliche Ratschläge und Anweisungen von Betreuern bzw. Bezugspersonen vermieden werden. Sie alle können und sollten mit einer einheitlichen, konsequenten Herangehensweise Problemen vorbeugen. Leichte Abweichungen von der täglichen Routine sind dabei allerdings erlaubt, oft sogar eine gute Vorbereitung auf den Umgang mit neuen Situationen, wie den Eintritt in Kita oder Kindergarten.

Wichtig ist, dass alle Bezugspersonen beim Sauberkeitstraining einer gemeinsamen Linie folgen, z. B. einfühlsamer Umgang mit Missgeschicken, keine Trainerhosen zu Hause, wenn Ihr Kind an normale Hosen gewöhnt werden soll, Verzicht auf den Topf, wenn es die Toilette bevorzugt, oder Berücksichtigung anderer Vorlieben, etwa in jedem Haushalt ein Topf der

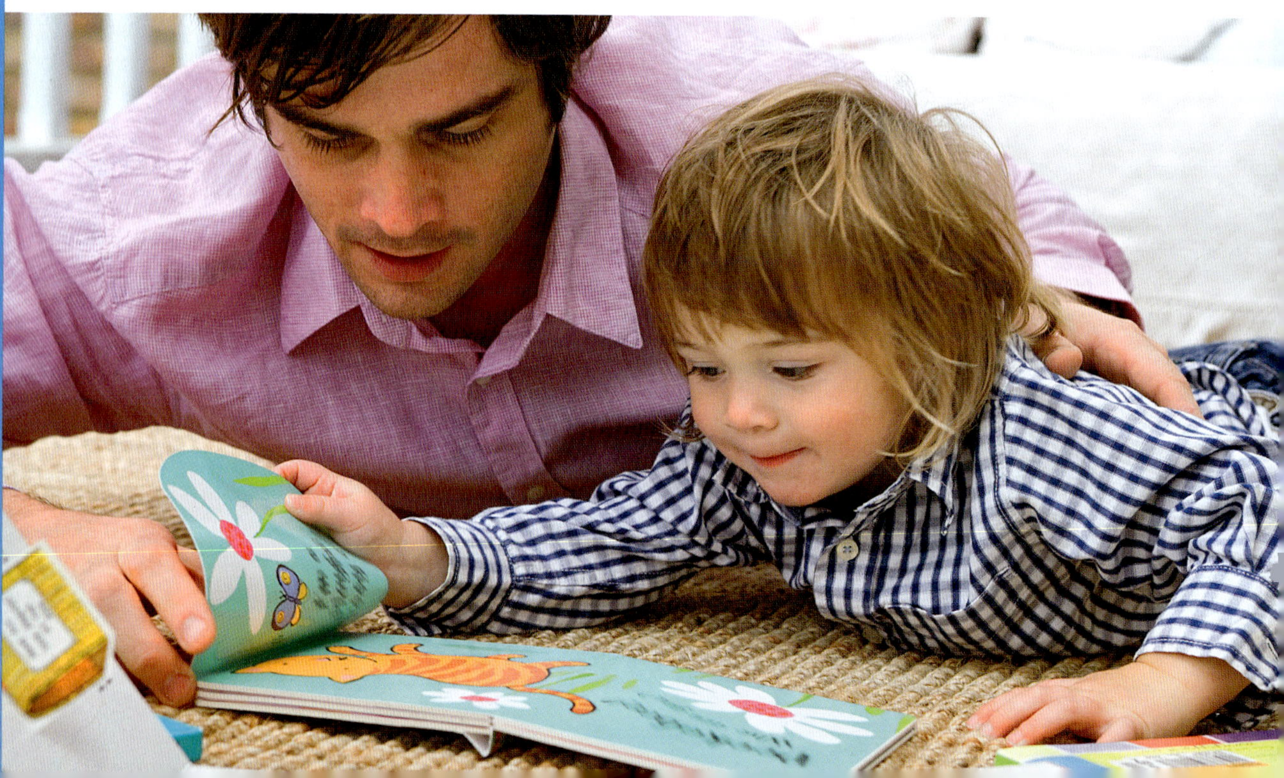

gleichen Art oder in einem entsprechenden Raum, z. B. im Bad. Auch die Belohnungssysteme sollten aufeinander abgestimmt sein.

Konsequentes Verhalten führt zum Erfolg.

Stetiger Austausch

Die Kommunikation zwischen den Bezugspersonen ist von entscheidender Bedeutung. Halten Sie sich gegenseitig über Fortschritte und Probleme auf dem Laufenden, um gemeinsam Lösungen zu entwickeln. Sprechen Sie über Erfolge und Missgeschicke, damit Rückschritte als solche wahrgenommen werden. Oft handelt es sich nur um einen kurzen Aussetzer, doch im Gespräch über den Stand der Dinge können problematische Muster schneller erkannt und in Angriff genommen werden.

Wenn Sie für das Sauberkeitstraining Ihres Kindes verantwortlich sind, sollten Sie bereit sein, sich Ratschläge anzuhören und sie zu beherzigen. Die Empfehlungen erfahrener Betreuer können wertvolle Orientierungshilfen darstellen.

Und vergessen Sie nicht, Ihr Kind einzubeziehen. Fragen Sie, wie es mit dem Sauberkeitstraining in zwei Haushalten zurechtkommt. Ist es zufrieden mit dem Arrangement oder gefällt ihm das eine oder andere besser? Sind bestimmte Situationen verwirrend oder hat es Angst, eine der Bezugspersonen zu verärgern, wenn ihm ein Missgeschick widerfährt? Ihr Kind soll wissen, dass es sich mit einem Problem jederzeit an Sie oder die betreuende Person wenden kann.

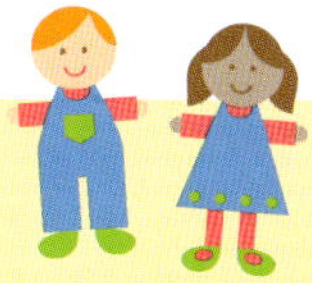

Wenn Eltern getrennt leben

Wenn Sie von Ihrem Partner getrennt leben, verbringt Ihr Kind vielleicht längere Zeit in beiden Haushalten, einschließlich der Nacht. Falls die Beziehung zwischen Ihnen angespannt ist, sollten Sie versuchen, Streit zu vermeiden und Ihrem Kind gemeinsam beim Sauberkeitstraining zu helfen. Einigen Sie sich auf eine Strategie und halten Sie sich gegenseitig über den Stand der Dinge auf dem Laufenden. Das Sauberkeitstraining sollte nicht dazu benutzt werden, Punkte zu sammeln oder das Verhalten des Partners zu kritisieren. Damit erschweren Sie den Lernprozess Ihres Kindes und bewirken, dass es sich die Schuld an den elterlichen Konflikten gibt. Vielleicht müssen Sie Kompromisse eingehen, wenn der Vater z. B. an den Wochenenden Ausflüge mit seinem Kind plant. Bleiben Sie locker und akzeptieren Sie, dass das Sauberkeitstraining etwas länger dauern könnte. Versichern Sie Ihrem Kind, dass keiner von beiden verärgert auf ein Missgeschick reagiert und das Wochenende bei Papa nicht darunter leidet. Wenn es merkt, dass Sie sich einig sind und an einem Strang ziehen, kann es sich entspannt, geborgen und von beiden Elternteilen unterstützt fühlen.

Kinder mit besonderen Bedürfnissen

Gerade Kinder mit speziellen Bedürfnissen profitieren vom Sauberwerden als Schritt in Richtung Eigenständigkeit. Bestehen physische oder Lernprobleme, dauert der Prozess oft länger und erfordert besonders viel Geduld.

Unterstützung begrüßen

Da das Sauberkeitstraining bei Kindern mit speziellen Bedürfnissen länger dauern kann, sollten Sie sich ggf. zusätzlichen Beistand sichern. Ihr Partner und Sie müssen vielleicht professionelle Hilfe in Anspruch nehmen. Informieren Sie Verwandte und Freunde über das Training. Lassen Sie sich von ihnen im Notfall unterstützen und ermutigen.

Start zum richtigen Zeitpunkt

Kinder mit speziellen Bedürfnissen beginnen oft etwas später mit dem Sauberkeitstraining, doch entscheidend sollte immer die individuelle Reife sein. Ihr Kind ist vielleicht einige Stunden am Tag trocken, sagt Bescheid, wenn es muss, nimmt wahr, dass es sich eingenässt hat, und scheint motiviert, mit dem Training anzufangen.

Wenn Ihr Kind Koordinationsprobleme hat, braucht es in bestimmten Situationen mehr Hilfe, z.B. beim Ausziehen. Das sollten Sie unter Umständen bedenken. Es könnte vorteilhaft sein, vorab das natürliche Schema der Blasen- und Darmentleerung zu verfolgen, damit Sie besser einschätzen können, wann der Topf gebraucht wird.

Achten Sie auf physische Signale und berücksichtigen Sie die Persönlichkeit Ihres Kindes, um zu ermessen, wie es mit dem Sauberkeitstraining zurechtkommt und wie Sie es am besten unterstützen und motivieren.

Bei Sozialkompetenz-Defiziten

Kinder mit Defiziten in sozialen Kompetenzen widersetzen sich oft Veränderungen. Damit wird das Sauberkeitstraining zur Herausforderung. Überlegen Sie, worauf Ihr Kind am besten reagiert und welche Methoden es ermutigen könnten. Vielleicht kommt es beispielsweise gut damit zurecht, wenn Sie das Töpfchengehen routinemäßig als feste Größe in den Tagesablauf einbauen.

Oft reagieren Kinder mit verminderter Sozialkompetenz überempfindlich auf sensorische Reize, was beim Sauberkeitstraining problematisch sein kann. Die Berührung mit dem Topf, der Geruch der Toilette oder das Geräusch der Spülung bereiten ihnen Unbehagen. Wenn Sie diese potenziellen Hindernisse berücksichtigen und die Empfindungen Ihres Kindes ernst nehmen, können Sie Abhilfe schaffen, z.B. den Topf in einiger Entfernung vom WC aufstellen oder anstelle des harten Plastikgefäßes einen weichen Toilettensitz benutzen. Wenn Sie gleich mit der Toilette beginnen, ersparen Sie ihm die spätere Umstellung.

Fehlt die Motivation, hat Ihr Kind vielleicht noch kein Interesse am Sauberkeitstraining. Warten Sie ab und achten Sie verstärkt auf physische statt auf emotionale Anzeichen, dass es so weit ist, z.B. ob es länger als zwei Stunden trocken ist oder wahrnimmt, wann es sich eingenässt oder eingekotet hat.

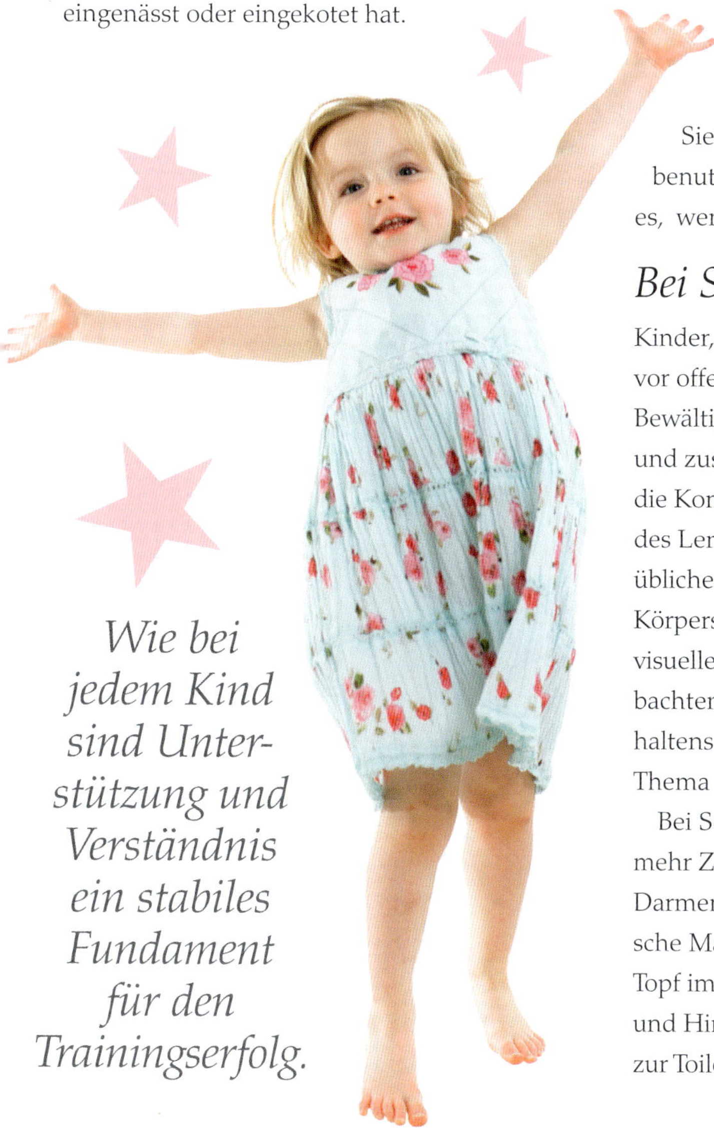

Wie bei jedem Kind sind Unterstützung und Verständnis ein stabiles Fundament für den Trainingserfolg.

Bei physischen Problemen

Wenn es Ihrem Kind an Koordinationsvermögen mangelt, kann die Topf- oder Toilettenbenutzung besonders schwierig und praktische Unterstützung unerlässlich sein. Sie brauchen vielleicht professionelle Beratung, wann das Sauberkeitstraining beginnen sollte und wie Sie Ihrem Sprössling am besten beibringen, Blase und Darm zu kontrollieren.

Trotzdem sollten Sie darauf achten, Ihr Kind auch emotional auf das Sauberkeitstraining vorzubereiten. Sprechen Sie mit ihm darüber, lassen Sie es zuschauen, wenn Sie die Toilette benutzen, bieten Sie Hilfe an und loben Sie es, wenn es Erfolg hatte oder es nur versucht.

Bei Seh- und Hörproblemen

Kinder, die schlecht sehen oder hören, stehen vor offenkundigen Hindernissen bei der Bewältigung des Töpfchentrainings. Hör- und zusätzliche Sprachstörungen können die Kommunikation, ein wichtiges Element des Lernprozesses, erschweren. Neben den üblichen Kommunikationsmethoden wie Körpersprache und Gestik sollten Sie auf visuelle Hilfsmittel zurückgreifen, wie Beobachten und Nachahmen des Toilettenverhaltens von anderen, oder Bücher zum Thema Sauberkeitstraining ansehen.

Bei Sehproblemen brauchen Sie sowohl mehr Zeit, um den Prozess der Blasen- und Darmentleerung zu erklären, als auch praktische Maßnahmen. Beispielsweise gilt es, den Topf immer an derselben Stelle aufzustellen und Hindernisse beim Gang zum Topf oder zur Toilette aus dem Weg zu räumen.

Medizinische Probleme

Manchmal sind Schwierigkeiten mit dem Sauberkeitstraining auf medizinische Probleme zurückzuführen. Wenn Sie sich Sorgen über die Blasen- oder Darmfunktion Ihres Kindes machen, sprechen Sie mit Ihrem Haus- oder Kinderarzt, der eine Diagnose stellen und Sie beraten kann.

Verstopfung (Obstipation)

Obstipation ist bei Kindern kein ungewöhnliches Problem, das von mehreren zusammenhängenden Faktoren verursacht wird. Es kann sein, dass Ihr Kind sich scheut, den Topf für die Darmentleerung zu benutzen oder sich beim Sauberkeitstraining unter Erfolgsdruck gesetzt fühlt. Manche Kinder betrachten die Ausscheidungen als Teil ihres Körpers und geraten in Panik, wenn sie mit der Spülung verschwinden. Sie bestehen darauf, für das große Geschäft die Windel zu benutzen, oder halten den Stuhl zurück. Das hat zur Folge, dass der Kot härter und trockener wird, was die Ausscheidung unangenehm oder schmerzhaft macht, sodass sich Widerstand gegen den Toilettengang aufbaut. Verstopfung betrifft in diesem Alter mehr Jungen als Mädchen, vermutlich, weil viele im Stehen Pipi machen, sich beim Stuhlgang aber hinsetzen müssen und folglich nicht so oft gehen wie sie sollten.

Verstopfungen lassen sich meistens durch Veränderungen der Lebensgewohnheiten beheben. Ballaststoffe kurbeln die Darmtätigkeit an, deshalb sollten sie regelmäßiger Bestandteil der Ernährung sein. Da sie sättigen, ohne andere erforderliche Nährstoffe zuzuführen, sollten sie aber nur maßvoll gegeben werden. Frisches Obst und Gemüse, Trockenfrüchte wie Aprikosen oder Pflaumen und Vollkornprodukte sind ballaststoffreich. Ihr Kind sollte außerdem genug Flüssigkeit zu sich nehmen, idealerweise Wasser, Tee oder verdünnte Fruchtsäfte.

Sprechen Sie mit dem Kinderarzt, wenn mögliche Blasen- und Darmprobleme Ihnen Sorgen bereiten.

Abgesehen von einer gesunden Ernährung braucht Ihr Kind genug Bewegung für einen regelmäßigen Stuhlgang. Verstopfungen können zu Trägheit führen, Sie sollten aber trotzdem täglich für aktive Phasen sorgen.

Wenn die Darmentleerung schmerzt, kann Vaseline rund um den After Abhilfe schaffen. Tritt trotz gesunder Kost keine Besserung ein sowie bei Bauchweh, Erbrechen oder mehrtägiger Verstopfung empfiehlt es sich, den Arzt aufzusuchen. Manchmal wird ein Abführmit-

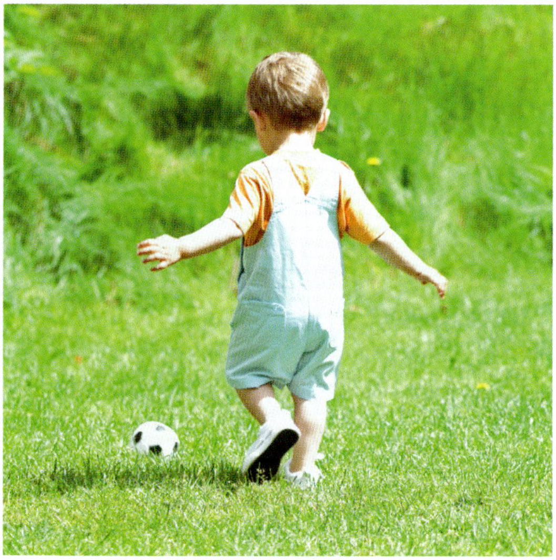

tel verordnet, das man aber nie aus eigenem Ermessen verabreichen sollte.

Harnwegsinfektionen (HWI)

Mädchen sind häufiger von HWI betroffen als Jungen, weil beim Säubern Bakterien leichter vom After in die Scheide gelangen. Deshalb sollten sich Mädchen immer von vorne nach hinten abwischen. HWI sind nicht leicht zu erkennen, sie können sich aber auf die Blasenkontrolle auswirken. Achten Sie auf Warnsignale: wenn zum Beispiel mehr Pannen als üblich passieren, weil Ihr Kind den Harndrang zwar wahrnimmt, aber nicht schnell genug den Topf erreicht, oder es zu einem massiven Rückfall nach einer erfolgreichen Phase kommt. Weitere Anzeichen sind Blut im Urin, Schmerzen beim Wasserlassen, Fieber und Unwohlsein.

Suchen Sie einen Arzt auf, wenn Sie eine HWI vermuten, da Ihr Kind Antibiotika braucht. Wiederholte Infektionen können die Nieren schädigen, deshalb sollten die Symptome nicht ignoriert werden.

Hindernisse beseitigen

Missgeschicke sind unvermeidlich beim Sauberkeitstraining. Häufen sie sich jedoch in einem bestimmten Zeitraum, können sie ein Warnsignal sein. Enuresis lautet der Fachbegriff für wiederholtes Einnässen (etwa nach dem 5. Lebensjahr). Man unterscheidet zwischen Enuresis nocturna, dem nächtlichen Ein- oder Bettnässen, und Enuresis diurna, dem Tagnässen, wobei Ersteres häufiger vorkommt. Beim Einkoten spricht man von Enkopresis.

Bei untypischen Pannen können medizinische Ursachen wie eine Harnwegsinfektion (siehe links) vorliegen, die einer ärztlichen Behandlung bedürfen. Nächtliches Einnässen ist eine Störung, die sich meist mit wachsender Kontrolle über die Blase bessert, aber langfristig Probleme mit dem Selbstwertgefühl auslösen kann, sodass eine entsprechende Intervention sinnvoll sein könnte (S. 83).

Enkopresis kann durch chronische Verstopfung entstehen (S. 92). Wenn der Stuhl zu hart und kompakt wird, ist die Ausscheidung schmerzhaft. Oft schiebt sich dann weicher, flüssiger Kot, den Ihr Kind nicht kontrollieren kann, an der festen Stuhlmasse vorbei.

Register

Dank

Dank des Herausgebers
DK dankt Claire Wedderburn-Maxwell für das Lektorat und Michèle Clarke für das Register.

Adressen

www.babycenter.de/
Spezielle Informationen für Eltern

www.eltern.de
Zeitschrift Eltern

www.elternimnetz.de
Website des ZBFS (Zentrum Bayern Familie und Soziales) in Kooperation mit bayerischen Jugendämtern
Alles zu den Themen Kinder und Familie

www.familienratgeber.de
Wegweiser für Eltern von Kindern mit Beeinträchtigungen

www.kinderaerzte-im-netz.de
Berufsverband der Kinder- und Jugendärzte e.V.
Gesundheitsplattform für die ganze Familie

www.kinderpflegenetzwerk.de
Selbsthilfeorganisation für Familien mit chronisch kranken, behinderten oder pflegebedürftigen Kindern und Jugendlichen

www.kontinenz-gesellschaft.de
Deutsche Kontinenz Gesellschaft

www.rund-ums-baby.de/mehrlinge
Erfahrungsaustausch für Eltern von Mehrlingen

www.vamv.de
Verband alleinerziehender Mütter und Väter (VAMV)